编著
Jose Maria Serra-Renom ［西班牙］
Jose Maria Serra-Mestre ［西班牙］

Atlas of Minimally
Invasive Facelift

微创面部整容手术图谱

脂肪移植与面部年轻化

FACIAL REJUVENATION
WITH VOLUMETRIC
LIPOFILLING

主译
程 飚 ｜ 李圣利

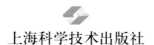

上海科学技术出版社

图书在版编目（CIP）数据

微创面部整容手术图谱：脂肪移植与面部年轻化/（西）乔斯·玛丽
亚·塞拉·雷努（Jose Maria Serra-Renom），（西）乔斯·玛丽亚·塞
拉·梅斯特（Jose Maria Serra-Mestre）编著；程飚，李圣利主译. —上海：
上海科学技术出版社，2017.7（2018.4 重印）
ISBN 978-7-5478-3568-5
Ⅰ. ①微…　Ⅱ. ①乔…　②乔…　③程…　Ⅲ. ①面 – 显微外科学 – 整形外
科手术 – 图谱　Ⅳ. ① R622-64
中国版本图书馆 CIP 数据核字（2017）第 102904 号

Translation from the English language edition:
Atlas of Minimally Invasive Facelift
Facial Rejuvenation with Volumetric Lipofilling
by Jose Maria Serra-Renom and José Maria Serra-Mestre
Copyright © Springer International Publishing Switzerland 2016
Springer International Publishing Switzerland is a part of Springer Science+Business Media
All Rights Reserved

微创面部整容手术图谱
脂肪移植与面部年轻化
编著　Jose Maria Serra-Renom［西班牙］　　Jose Maria Serra-Mestre［西班牙］
主译　程　飚　李圣利

上海世纪出版股份有限公司
　　　　　　　　　　　　　　　　出版
上 海 科 学 技 术 出 版 社
（上海钦州南路 71 号　邮政编码 200235）
上海世纪出版股份有限公司发行中心发行
200001　上海福建中路 193 号　www.ewen.co
浙江新华印刷技术有限公司印刷
开本 889×1194　1/16　印张 7.5　插页 4
字数 200 千字
2017 年 7 月第 1 版　2018 年 4 月第 2 次印刷
ISBN 978-7-5478-3568-5/R · 1369
定价：98.00 元

本书如有缺页、错装或坏损等严重质量问题，
请向承印厂联系调换

内容提要

脂肪移植是近两年才开展起来的技术，虽尚未完全普及，但有着广阔的应用前景。本书详细讲述了面部衰老的解剖基础，面部重要血管、神经及腺体等解剖结构，面部重要注射定位解剖点，面部脂肪移植中脂肪获取部位的选择、提纯制备、注射方法，以及脂肪移植后的临床对照效果图等。书中插图绘制精美、生动形象，操作步骤解释详尽、通俗易懂，值得整形外科、美容外科等医师参考阅读。

致 Rosalia、母亲和妻子：

　　这本书献给我的家人、朋友以及多年来一直给予我支持和灵感的导师 Francesco D'Andrea 教授；同时也感谢 Oren Tepper 博士，感谢他在用 3D 成像和 3D 打印技术进行颅颌面外科手术的宝贵专业知识和想法。

Jose Maria Serra-Mestre

译者名单

主　译

程　飚　李圣利

副 主 译

郑志芳　杨　域　万　雨　程柳行行

参译人员

唐建兵　宣　敏　潘良利　张　磊　雷肖璇　朱璐璐

朱江婷　孔亚男　钱胜林　刘亦舒　袁　莎

中文版前言

千百年来，人们一直孜孜不倦寻求各种方法，希望容颜不老，永葆青春。除了全身调理，各种提升、除皱整形美容手术外，注射充填技术已不断涌现，国内外也出版了一些介绍新技术的书籍。在我第一次接触到本书的时候，就被该书的实用性和精美插图所吸引。我认为本书是一部当前经典的介绍面部抗衰老微创技术的图谱，相信会给所有从事整形美容外科工作的医师带来巨大的收获。在上海科学技术出版社的协助下，我们顺利获得了原著作者和 Springer 出版社的认可，对该书进行了翻译。

该书的总论部分主要给读者介绍了面部衰老的理论、面部衰老与面部年轻化手术的解剖学基础。面部的衰老机制涉及到的不仅仅是面部的软组织，其骨性组织的变化、附着韧带的改变都与面部的衰老征象紧密相关。同时，重力学说和组织容量学说让我们认识到面部衰老的矫正必须考虑松弛的提拉和容量的充填两方面。根据衰老的原理和解剖学基础，脂肪移植和面部除皱等技术应当配合使用。在该书的第二部分中，作者详细地介绍了面部各个部位脂肪移植的原理、手术技巧，以及钝、锐针相结合使用。同时，运用图片详尽展示了微创面部除皱技术的步骤，甚至对富血小板血浆的应用也做了介绍。作者在最后一部分还给大家分享了一些临床案例。通过阅读此书，可以了解脂肪移植和面部除皱技术的最新进展。此外，作者还将最近发表在权威杂志的论文进行了总结，并标注了具体的文献出处，方便大家深入学习。因此，该书是一部难得的佳作，值得大家阅读。

由于该书专业性极强，在翻译过程中我们尽量忠实于原文，并经过反复校对，但难免会有疏忽，希望大家批评指正！

程　飚　李圣利

2017 年 7 月

英文版前言

体貌形象是我们对自己身体的动态感知。一生中无论是先天还是后天造成体貌形象的变化，都会带来巨大的困扰。虽然衰老本身是一件自然发生的事，但是青春期鼻子或耳朵的不对称发育、衰老导致的组织变化，都会给人们造成极大痛苦。

随着时间推移，我们对面部区域脂肪和骨组织体积发生变化有了更深入的理解，这彻底革新了面部年轻化的观念。如今面部年轻化不仅仅只是纠正松弛的面部组织，而是在一些特殊区域恢复其组织容量的丢失，重塑面部年轻化的轮廓以及改善组织的质量。在很多情况下，脂肪及脂肪组织中的血管基质部分已成为治疗中的关键成分。

近年来，脂肪组织的临床应用有了显著的进展。吸脂术的使用由来已久，在 20 世纪 80 年代开始发展，90 年代 Coleman 医生提出系统化微创吸脂方案，极大地改善了吸脂的效果，尤其是在脂肪移植存活率方面。当前，尽量使用直径小的套管针或针头浅层注射，使脂肪面部重塑获得更佳的效果已成为一种发展趋势。在面部脂肪移植的范围内，更重要的是避免术后的不平整。

脂肪移植在面部整容技术方面的明显改进，有别于传统方法。目前，在面部中心区域脂肪移植时仅做适度剥离，而现在越来越倾向于将多种技术联合使用，以实现更自然、更完美的效果。

《微创面部整容手术图谱：脂肪移植与面部年轻化》全面系统地介绍了常用的面部脂肪移植技术和面部除皱技术。

第一部分介绍了衰老的不同理论和面部不同区域组织随时间流逝产生的变化。我们还讨论了目前脂肪注射的情况及可能产生的并发症。

第二部分为外科医生提供了面部不同部位脂肪移植技术所需的组织结构信息，同时逐步描述了微创面部除皱技术的详细步骤。本节附有一套非常准确的插图，尽可能清楚直观地描述了所有内容。我们希望此图谱中所有步骤的详细描述能让外科医师了解每个区域的不同注射方式和平面，同时也能让外科医生懂得浅层和深层联合注射的方式。

在最后一章，我们提供了一些临床案例，通过图解的方式说明前面章节所讨论的技术，供读者参考。

Jose Maria Serra-Renom

Jose Maria Serra-Mestre

致　谢

作者想对罗塞·托雷斯和迈克尔·莫兹利表示感谢，感谢他们在本书准备阶段的协助，并对麻醉团队的全体成员致敬，感谢他们在手术过程中对患者的照料。

同时，特别感谢为更好地认识面部衰老过程和脂肪移植过程贡献出宝贵时间和研究工作成果的整形外科医师 Coleman、Rohrich、Tonnard、Jelks、Pessa、Mendelson、Longacker、Fontdevila、Benito、Beut、Vinyals、Martí、Khouri、Cervelli、Mojallal 等。

目　录

- **第 3 部分 临床病例**
　Clinical Cases

第 1 部分

总论
General Principles

1

面部衰老学说：重力与容量

Theories of Facial Aging: Gravitational Versus Volumetric

面部衰老涉及多种组织，是一个连续的动态过程。面部衰老的表现不仅仅是解剖学和影像学研究发现的面部组织不同平面的孤立性变化，如骨重塑、继发于引力的组织下垂、面部支持韧带松弛、脂肪室萎缩和皮肤不同层次的结构损害和功能减弱，而是以上所有因素相互作用的结果。

正是由于面部衰老有复杂诱因，涉及大量组织，而任一平面的改变都会影响其他平面的机制，所以目前没有任何一个独立理论能对其发展提供临床认识。也许，理解的最佳方式就是将不同理论整合一起来解释这些变化。

本书暂不评估由于时间或环境因素（如太阳辐射、不健康的生活方式、吸烟[2, 3]）导致不同组织结构的生理和功能退化及发生的分子或细胞水平改变[1]。我们将更多地从临床角度关注有助于解释面部随时间衰老的主要学说，以及手术技术所适用的特殊病例。

多年来，有很多学说试图从临床的角度来解释面部衰老现象。从广义上讲，可以归纳为两种理论：引力学说和脂肪容积学说。这两种学说均适用于假性上睑下垂模型。

引力学说产生于 20 世纪 90 年代。Furnas[4] 描述了肌皮和骨皮纤维组织收缩对稳定和支持面部不同结构的作用。该学说认为，面部下垂的主要原因是其支持韧带变松弛，丧失对面部软组织垂直下降的支撑能力，其中包括过度松垂和出现褶皱或折痕。

Stuzin[5] 或后来的 Mendelson[6-8] 等学者对多连接纤维韧带和面部间隙进行了深入研究。他们推断持续性肌肉活动产生面部韧带拉伸作用，这种反应减弱和支持韧带的伸展，伴随衰老组织内在性的变化，导致组织下垂。

依据重力学说，面部提升手术就是通过面部浅表肌肉腱膜系统（SMAS）[9] 的广泛分离并切除，达到固定韧带，使组织复位的效果。在我们看来，韧带拉伸后没必要行 SMAS 的广泛分离。另外，从安全的角度看来，避免大范围分离 SMAS 系统，能保留该系统的血管化，防止其萎缩，且不会在皮下和 SMAS 两个平面遗留瘢痕。这不会影响脂肪注射[10]。

21 世纪初，在一些观察性研究[11, 12] 开始注意到在面部不同区域的衰老表现存在差异之前，人们普遍接受重力学说。这些研究指出，面部衰老变化可能不只是由于组织的垂直下降和松垂，而且还与面部不同亚单位的软组织和骨骼容量之间再分配有关。

Gosain 等[13] 使用高分辨率磁共振成像分析面中部衰老后产生的容积变化，注意到年龄较大的患者面部脂肪普遍存在重新分布，且浅表脂肪垫上半部分出现选择性肥大。同时他认为面部下垂不能解释衰老在面中部观察到的改变。Lambros[12] 对比了 83 例患者不同时期的照片，指出绝大多数眶周、面中部和面颊区域的皮肤标志部位没有随时间下降。作者推测，皮肤和皮下组织的垂直下降不是面中部衰老过程的重要组成部分。因为如果面部松弛，皮肤特征性标志会向下迁移。

多年来，面部脂肪常被 SMAS 和面部表情肌肉分为浅层和深层。后来，Macchi 等[14, 15] 及 Raskin 和 Latrenta[16] 提出，浅层和深层两层脂肪的划分存在不足，需要制定更多的分类。Rohrich 和 Pessa 的研究[17] 提供支持新的容积理论的解剖学证据，从而证明依据深浅两层结缔组织筋膜将面部脂肪划分为不同的单位或隔室。2012 年，Gierloff 等[18] 通过 CT 影像学分析，观察到面中部脂肪隔室在衰老期间向下迁移，下方隔室容量改变，得出不同脂肪隔室特殊性变化导致面部衰老的结论。

在认识到面部衰老不同脂肪隔室容量再分配的同时，一些影像学研究发现在面部特定位置存在骨骼的吸收和退缩现象[19]，具体内容在第 2 章详细描述。在深层脂肪室萎缩的情况下，这些面部骨骼的变化不仅导致其投影区域选择性的缺失，而且还减少对表层软组织和脂肪室的支持，造成了一定程度的重构。此外，骨萎缩可导致骨膜上面部肌肉和韧带附着处的位置轻微地后移。

假性上睑下垂模型所致深层结构的容量变化造成支持的缺失，属于容量学说的范围[20]。该模型是临床观察的结果，恢复并增加颧骨区内的深层脂肪间室容量，不仅能纠正负矢量（从侧面看颧骨区域投影仍然在角膜前表面），而且能改善其他区域，如鼻唇沟。

假性上睑下垂学说表明，随着年龄增长，深层脂肪垫选择性紧缩导致支撑作用丧失和覆盖的浅表脂肪下降，从而导致衰老面部的松弛外观。

就像给气球充气和放气一样，当容量充盈时，位于皮肤和深部脂肪室之间的浅表脂肪室处于原位。当深部脂肪室失去充盈时，支撑消失，浅表脂肪室不再支撑真皮层，即失去容量后，组织出现下垂。

重力和容积这两种面部衰老学说的进展表明，面部年轻化不仅需要利用面部提升技术修复松弛的面部和颈周，还需要矫正面部中央区域的脂肪容量萎缩和再分配，毕竟这是最显眼的部位[21, 22]。

因此，为获得最自然的结果，有必要对传统方法做一补充，在容量缺失的位置补充脂肪，运用能将面周边和中部都年轻化的技术。我们的目标不仅是修复多余的松弛皮肤（图 1-1），还应重塑年轻化的面部轮廓。

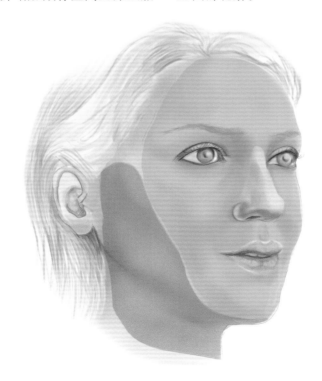

图 1-1　面颈部除皱术中利用面部提升技术不仅能纠正面周边下垂（红色），也能逆转面中央区域的萎缩并再分配容量（绿色）

参·考·文·献

[1] Makrantonaki E, Zouboulis CC. Molecular mechanisms of skin aging: state of the art. Ann N Y Acad Sci. 2007;1119:40–50.

[2] Rexbye H, Petersen I, Johansens M, Klitkou L, Jeune B, Christensen K. Influence of environmental factors on facial ageing. Age Ageing. 2006;35:110–5.

[3] Guyuron B, Rowe DJ, Weinfeld AB, Eshraghi Y, Fathi A, Lamphongsai S. Factors contributing to the facial aging of identical twins. Plast Reconstr Surg. 2009;123:1321–31.

[4] Furnas DW. The retaining ligaments of the cheek. Plast Reconstr Surg. 1989;83:11–6.

[5] Stuzin JM, Baker TJ, Gordon HL. The relationship of the superficial and deep facial fascias: relevance to rhytidectomy and aging. Plast Reconstr Surg. 1992;89:441–9; discussion 450–1.

[6] Mendelson BC, Jacobson SR. Surgical anatomy of the midcheek: facial layers, spaces, and the midcheek segments. Clin Plast Surg. 2008;35:395–404.

[7] Mendelson BC, Muzaffar AR, Adams Jr WP. Surgical anatomy of the midcheek and malar mounds. Plast Reconstr Surg. 2002;110:885–96.

[8] Mendelson BC. Surgery of the superficial musculoaponeurotic system: principles of release, vectors, and fixation. Plast Reconstr Surg. 2001;107:1545–52.

[9] Mitz V, Peyronie M. The superficial musculo-aponeurotic system (SMAS) in the parotid and cheek area. Plast Reconstr Surg. 1976;58:80–8.

[10] Serra-Renom JM, Diéguez JM, Yoon T. Inferiorly pedicled tongueshaped SMAS flap transposed to the mastoid to improve the nasolabial fold and jowls and enhance neck contouring during face-lift surgery. Plast Reconstr Surg. 2008;121:298–304.

[11] Donofrio LM. Fat distribution: a morphologic study of the aging face. Dermatol Surg. 2000;26:1107–12.

[12] Lambros V. Observations on periorbital and midface aging. Plast Reconstr Surg. 2007;120:1367–76; discussion 1377.

[13] Gosain AK, Klein MH, Sudhakar PV. A volumetric analysis of softtissue changes in the aging midface using high-resolution MRI: implications for facial rejuvenation. Plast Reconstr Surg. 2005;115:1143–52; discussion 1153–5.

[14] Macchi V, Tiengo C, Porzionato A, Stecco C, Galli S, Vigato E, et al. Anatomo-radiological study of the superficial musculoaponeurotic system of the face. Ital J Anat Embryol. 2007;112:247–53.

[15] Macchi V, Tiengo C, Porzionato A, Stecco C, Vigato E, Parenti A, et al. Histotopographic study of the fibroadipose connective cheek system. Cells Tissues Organs. 2010;191:47–56.

[16] Raskin E, Latrenta GS. Why do we age in our cheeks? Aesthet Surg J. 2007;27:19–28.

[17] Rohrich RJ, Pessa JE. The fat compartments of the face: anatomy and clinical implications for cosmetic surgery. Plast Reconstr Surg. 2007;119:2219–27; discussion 2228–31.

[18] Gierloff M, Stöhring C, Buder T, Wiltfang J. The subcutaneous fat compartments in relation to aesthetically important facial folds and rhytides. J Plast Reconstr Aesthet Surg. 2012;65:1292–7.

[19] Mendelson B, Wong CH. Changes in the facial skeleton with aging: implications and clinical applications in facial rejuvenation. Aesthetic Plast Surg. 2012;36:753–60.

[20] Rohrich RJ, Pessa JE, Ristow B. The youthful cheek and the deep medial fat compartment. Plast Reconstr Surg. 2008;121:2107–12.

[21] Serra-Renom JM, Serra-Mestre JM. Periorbital rejuvenation to improve the negative vector with blepharoplasty and fat grafting in the malar area. Ophthal Plast Reconstr Surg. 2011;27:442–6.

[22] Rohrich RJ, Ghavami A, Constantine FC, Unger J, Mojallal A. Liftand-fill face lift: integrating the fat compartments. Plast Reconstr Surg. 2014;133:756e–67.

2
面部衰老的解剖学基础与面部年轻化技术

The Anatomic Basis of Facial Aging and Facial Rejuvenation Techniques

如上一章所述，提出一个能解释衰老过程中所有变化的理论是很难的。造成组织各平面变化的不同机制目前还尚不了解。然而，解剖学和影像学的研究结果表明，这涉及引力因素、支持结构的膨胀、骨吸收造成的容量变化，特别是软组织萎缩和再分配等问题。除这些因素外，不同的遗传因素和生化变化也会有影响，这意味着每个人衰老的方式都不同。以下总结列举了面部衰老过程中发生的最显著变化。

2.1 皮肤

皮肤可能是最容易因年龄增大而改变的层次，易受阳光暴露引起的自由基慢性损伤[1, 2]，还有吸烟、营养和污染等因素影响[3]。它也受到深层软组织和骨容量变化的影响。

除了这些外部因素，随时间推移，皮肤内免疫细胞衰老、激素变化、遗传因素和其他内在因素[4]会引起皮肤结构和功能的改变。

衰老皮肤的特点是表皮厚度的减少[5]、真皮表皮交界处的扁平化、细胞外基质成分（例如胶原蛋白、弹性纤维、蛋白多糖和多糖[6, 7]）减少与降解造成的真皮萎缩。

老年人皮肤的功能变化包括增生潜力降低、丧失对生长因子的反应、Ⅰ型和Ⅲ型胶原蛋白的生成量减小及细胞外基质降解蛋白酶的过度表达。此外，还伴有外分泌腺和顶浆分泌减少、皮肤的免疫

和炎症反应受损[8-11]。

2.2 软组织

2.2.1 脂肪室

近年来，一系列解剖学[12]和三维 CT 影像学研究[13]表明，面部皮下组织通过结缔组织膜分隔为不同的单位或隔室间相互连接，有稳定的穿支血管给皮肤提供血供。浅层中有许多不同的脂肪室，紧挨面部表情肌，深层的脂肪室则位于面部骨骼表面。

浅层的脂肪室包括鼻唇脂肪（nasolabial fat，NLF）、面颊中部浅层（superficial medial cheek，SMC）、面颊中部、颞侧面颊和眶下脂肪垫（infraorbital fat pad，IOF）。深层的脂肪室包括面颊中部深层（deep medial cheek，DMC）、位于深层内侧朝向 NLF 和外侧面颊深层（deep lateral cheek，DLC）。眼轮匝肌下脂肪（suborbicularis oculi fat，SOOF）位于下睑眼轮匝肌深部，分为内侧、外侧两部分。颊脂肪垫的颊突位于 DLC 的外侧。

深层脂肪室的作用不同于浅层。虽然至今原因不明，这些区域的脂肪代谢和形态的差异也许会导致不同脂肪室容量以不同速率缺失，从而导致面部表面轮廓的变化[14]。

这些研究结果改变了面部年轻化的理念，表明面部年轻化不仅需要用组织再分配和复位技术纠正

松垂，而且需要为最先受到萎缩影响的脂肪隔室提供容量：眶周和颧骨区域，其次是面颊侧部、面颊深部和颞侧区。事实上，通过面部等高线图可以发现最早受影响的区域。

2.2.2 支持韧带

面部支持韧带最初由 Furnas 定义[15]，为骨皮和肌皮纤维结缔组织共同帮助稳定和支持面部区域的不同结构，将真皮、软组织与面部骨骼的骨膜、肌肉深筋膜相连接。

支持韧带有 3 种形态。第一种是真正的韧带：颧骨、咬肌和下颌骨韧带。第二种包括纤维素面颞部上下纤维隔。第三种位于面部的附着点：颞部附着点和眶外侧筋膜增厚区（图 2-1）[16]。

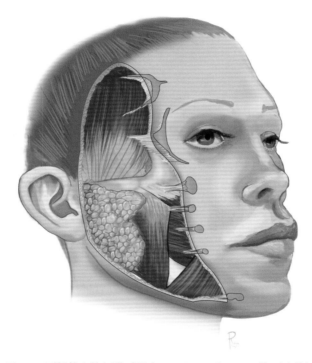

图 2-1　面部的支持韧带（经由 Mendelson 和 Wong 许可改编）

事实上，支持韧带是近年来构成面部衰老最流行学说——重力理论的基础，基于面部软组织的支持韧带的伸长及随时间增加支持能力丧失造成面部软组织的下垂。

2.2.3 肌肉

虽然多数面部表情肌肉似乎没有随时间的推移而发生相应的变化，但它们常年的收缩作用在其他层面确实扮演了重要角色，例如脂肪隔室和支持韧带。相较而言，骨骼肌（如咬肌和颞肌）萎缩程度多达 50%[17, 18]。

至于眼轮匝肌和颈阔肌很薄，覆盖面积广，肌肉张力损失可造成更多的松弛和冗余。

迄今为止，还没有研究专门分析衰老对面部肌肉的影响。

2.3 面部骨骼

面部骨骼结构的变化对面部衰老有很大的影响。这些变化不仅涉及到特定区域选择性投影减少，也涉及因为缺乏上覆软组织支持导致的一定程度的重构。

最易吸收的区域是眶缘部、上颌骨、鼻部梨状区和下颌骨的面颊前区域（图 2-2）。

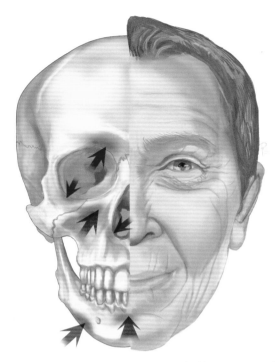

图 2-2　面部骨骼随时间的变化。箭头表明易吸收的区域（经 Mendelson 和 Wong 许可改编[25]）

2.3.1　眼眶：较大的眼眶孔面积和宽度

上、下眶缘的中央部分稳定，而眼眶的下外侧部分最先表现出吸收的趋势。这种趋势也可以在年龄大的眼眶内上方部分观察到[19, 20]。

2.3.2　面中部：上颌骨的后移位和投影损耗及梨状区颌后缩

Mendelson 和 Pessa 的研究发现，上颌骨骨吸收非常明显，60 岁以上患者的下颌角减少约 10°，投影减少。就吸收而言，颧骨部分似乎比下颌部分更稳定[21-23]。

鼻周区域也可观察到变化。骨质流失会引发该区域梨状孔扩大，尤其是下半部分[22]。

2.3.3　面下部：下颌长度和宽度减小及下颌角增大

与早期的想法相反，最近的研究表明，虽然下颌宽度没有显著变化，但下颌的长度和高度减少。

随着年龄的增长，男性和女性的下颌角均显著增加[24]。

参·考·文·献

[1] Fisher GJ, Voorhees JJ. Molecular mechanisms of retinoid actions in skin. FASEB J. 1996;10:1002–13.

[2] Garmyn M, Yaar M, Boileau N, Backendorf C, Gilchrest BA. Effect of aging and habitual sun exposure on the genetic response of cultured human keratinocytes to solar-simulated irradiation. J Invest Dermatol. 1992;99:743–8.

[3] Rexbye H, Petersen I, Johansens M, Klitkou L, Jeune B, Christensen K. Influence of environmental factors on facial ageing. Age Ageing. 2006;35:110–5.

[4] Farage MA, Miller KW, Elsner P, Maibach HI. Intrinsic and extrinsic factors in skin ageing: a review. Int J Cosmet Sci. 2008;30:87–95.

[5] Lavker RM, Zheng P, Dong G. Aged skin: a study by light, transmission electron, and scanning electron microscopy. J Invest Dermatol. 1987;88:44s–51.

[6] Montagna W, Carlisle K. Structural changes in aging human skin. J Invest Dermatol. 1979;73:47–53.

[7] Carrino DA, Onnerfjord P, Sandy JD, Cs-Szabo G, Scott PG,

Sorrell JM, et al. Age-related changes in the proteoglycans of human skin. Specific cleavage of decorin to yield a major catabolic fragment in adult skin. J Biol Chem. 2003;278:17566–72.

[8] Reenstra WR, Yaar M, Gilchrest BA. Effect of donor age on epidermal growth factor processing in man. Exp Cell Res. 1993;209:118–22.

[9] Varani J, Dame MK, Rittie L, Cs-Szabo G, Scott PG, Sorrell JM, et al. Decreased collagen production in chronologically aged skin: roles of age-dependent alteration in fibroblast function and defective mechanical stimulation. Am J Pathol. 2006;168:1861–8.

[10] West MD, Pereira-Smith OM, Smith JR. Replicative senescence of human skin fibroblasts correlates with a loss of regulation and overexpression of collagenase activity. Exp Cell Res. 1989;184:138–47.

[11] Mine S, Fortunel NO, Pageon H, Asselineau D. Aging alters functionally human dermal papillary fibroblasts but not reticular fibroblasts: a new view of skin morphogenesis and aging. PLoS One. 2008;3:e4066.

[12] Rohrich RJ, Pessa JE. The fat compartments of the face: anatomy and clinical implications for cosmetic surgery. Plast Reconstr Surg. 2007;119:2219–27; discussion 2228–31.

[13] Gierloff M, Stöhring C, Buder T, Wiltfang J. The subcutaneous fat compartments in relation to aesthetically important facial folds and rhytides. J Plast Reconstr Aesthet Surg. 2012;65:1292–7.

[14] Wan D, Amirlak B, Giessler P, Rasko Y, Rohrich RJ, Yuan C, Lysikowski J. The differing adipocyte morphologies of deep versus superficial midfacial fat compartments: a cadaveric study. Plast Reconstr Surg. 2014;133:615e–22.

[15] Furnas DW. The retaining ligaments of the cheek. Plast Reconstr Surg. 1989;83:11–6.

[16] Mendelson BC, Jacobson SR. Surgical anatomy of the midcheek: facial layers, spaces, and the midcheek segments. Clin Plast Surg. 2008;35:395–404.

[17] Le Louarn C, Buthiau D, Buis J. Structural aging: the facial recurve concept. Aesthetic Plast Surg. 2007;31:213–8.

[18] Le Louarn C. Muscular aging and its involvement in facial aging: the Face Recurve concept. Ann Dermatol Venereol. 2009;136 Suppl 4:S67–72.

[19] Pessa JE, Chen Y. Curve analysis of the aging orbital aperture. Plast Reconstr Surg. 2002;109:751–5.

[20] Kahn DM, Shaw Jr RB. Aging of the bony orbit: a three-dimensional computed tomographic study. Aesthet Surg J. 2008;28:258–64.

[21] Pessa JE. An algorithm of facial aging: verification of Lambros's theory by three-dimensional stereolithography, with reference to the pathogenesis of midfacial aging, scleral show, and the lateral suborbital trough deformity. Plast Reconstr Surg. 2000;106:479–88.

[22] Shaw Jr RB, Kahn DM. Aging of the midface bony elements: a three-dimensional computed tomographic study. Plast Reconstr Surg. 2007;119:675–81.

[23] Mendelson BC, Hartley W, Scott M, McNab A, Granzow JW. Agerelated changes of the orbit and midcheek and the implications for facial rejuvenation. Aesthetic Plast Surg. 2007;31:419–23.

[24] Shaw Jr RB, Katzel EB, Koltz PF, Kahn DM, Girotto JA, Langstein HN. Aging of the mandible and its aesthetic implications. Plast Reconstr Surg. 2010;125:33.

[25] Mendelson B, Wong CH. Anatomy of the aging face. In: Neligan PC, editor. Plastic surgery. 3rd ed. London: Elsevier; 2013. p. 78–92.

3

脂肪移植术：原理和基本概念

Fat Grafting: Principles and General Concepts

软组织缺损和不对称是外科医生在临床实践中的共同挑战。为解决这些问题，我们可采用外科技术从身体的其他区域获得健康组织，也可使用多种填充材料来代替。虽然大部分的填充材料都能达到良好的短期结果，但是某些还会引发一些并发症，例如填充材料的排出或移动、过敏反应和感染[1, 2]。

遵循 Converse 原则之一，即利用相同或相似的材料重塑缺损的想法，使许多外科医生尝试用自体脂肪作为填充材料。自 20 世纪 90 年代后期，脂肪抽吸术改进和随后的标准化非创伤性结构脂肪移植术的出现，使脂肪移植得到持续发展（图 3-1）[3]。

Coleman 提出脂肪移植技术标准化后[4, 5]，许多临床应用可提高脂肪存活，改善组织的质量[6]，如大量乳腺癌[7]或头颈部肿瘤手术后被放疗辐照的组织。作为具备再生能力的细胞来源丰富的脂肪，同样得到组织工程学领域广泛研究[9]。

脂肪作为填充材料有诸多优点。首先，自体材料具有无毒、生物相容性、无免疫原性、无刺激性，且不会迁移的特点。它具有与被植入的组织相似的物理特性，直接采用低压吸脂即可获得，因此也相对便宜。另一优点是，脂肪作为填充材料能改善组织和皮肤的质量，实现注射区域的年轻化。

抽吸脂肪中大约 30% 的细胞是成熟脂肪细胞。剩下的 2/3 由非常多样化的细胞群组成，也称为血管基质部分（stromal vascular fraction，SVF），主要包括成纤维细胞、纤维结缔组织、内皮细胞及其前体细胞、免疫调节细胞（如巨噬细胞、淋巴细胞）和脂肪来源干细胞（adipose-derived stem cells，ADSCs）[10]。

然而，脂肪作为填充材料的不足之处在于其部分被吸收。从手术开始到恢复血管化，填充的脂肪只能通过血浆弥散获取营养，在这过程中某些细胞会凋亡。针对这个问题，Eto 等[11]和 Kato 等[12]已经深入地进行了研究。这些作者描述了每次脂肪"圆管"注射的三个区域：与受区直接接触的最外部分被称为生存区；中间区域称为再生区；最里面的部分称为坏死区。

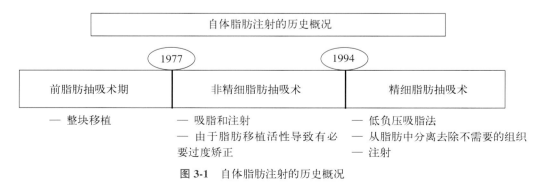

图 3-1　自体脂肪注射的历史概况

在生存区，脂肪细胞和 ADSCs 均能存活。在再生区，脂肪细胞死亡，但 ADSCs 因为更耐缺氧的情况而存活。脂肪细胞死亡会产生一系列信号，刺激 ADSCs 分化并增殖为前体脂肪细胞和后来的成熟脂肪细胞。然而，在坏死区，脂肪细胞和 ADSCs 均死亡。此处无细胞替代，会形成瘢痕组织囊肿或油性囊肿。

为了增加脂肪存留量和脂肪的存活，许多医生尝试使用富含 SVF 细胞的脂肪[13]，或采用其他的促进脂肪存活的策略，如使用富血小板血浆（platelet-rich plasma，PRP）[14]，改善受区的条件[15]或研究脂肪制备的每个阶段。

基于越来越多关于技术层面的实验和临床数据，我们简要回顾一下脂肪抽吸到注射的准备过程。

3.1 脂肪抽吸

3.1.1 供区的选择

依据当前文献[16-22]：

- 腹部或非腹部区域的脂肪移植存活率无明显差异。然而，下腹部和大腿内侧可能浓缩到比其他区域更多的脂肪来源干细胞。
- 供区的选择取决于能否方便安全地获取、患者的喜好和所需的脂肪量。

方便又安全的获取不是供区选择的唯一标准，也应考虑患者轮廓的增加量。当决定从下肢或侧腹获取脂肪时，需要评估对侧吸脂的需要。

切口应尽可能位于以前的瘢痕或皮肤自然褶皱处，或衣服能遮盖的区域（最好是内衣遮盖）。

在一般情况下，特别是为脂肪量需求较少的面部区域吸取脂肪，我们应该为患者选择那些吸脂后只有细微的不平整或无明显后遗症的区域。膝关节的和大腿内侧都是很好的位置。相反，腹部的不平整就非常明显。苗条或爱运动的年轻女性的膝关节和大腿内侧往往有更多的脂肪量。

3.1.2 肿胀液

依据当前文献[23-28]：

- 肿胀液包括大量液体中稀释的局部麻醉药物（local anesthetic，LA）和血管收缩剂，它能减轻疼痛和减少出血，且有利于吸脂。
- 一些研究表明局部麻醉药物可能会改变离体脂肪前体细胞的存活率。然而，从使用剂量和脂肪对麻醉剂的短暂暴露来看，似乎对移植并没有不利影响。
- 除了肾上腺素 + 阿替卡因，常用麻醉药物之间没有显著的差异。
- 最常用于吸脂和脂肪移植的局部麻醉药物是利多卡因。Klein 提出肿胀液的安全剂量限值是 30~35 ml/kg，其他研究表明，可以用高达 55 ml/kg 的最小利多卡因中毒风险剂量。

脂肪移植可在全身麻醉、硬膜外麻醉或局部麻醉下进行，有无镇静皆可。

手术在局部麻醉下进行时，提前 2 小时对手术提取区（在术前就诊时告知患者）抹上局部麻醉乳膏。肿胀液含有 0.05% 利多卡因盐水溶液和 1:200 000 肾上腺素。

手术在全身麻醉下进行时，肿胀溶液可以仅将血管收缩剂稀释到生理盐水中或加入低浓度局麻药中（作者推荐剂量是 0.02% 利多卡因）。

肿胀液应缓慢渗透，避免突然动作，以确保患者的最大舒适度，尤其是没有使用全身麻醉和镇静时。在一般情况下，肿胀液的量通常与抽吸脂肪量相当（1:1）。

等待约 20 分钟，肿胀液起效后，开始吸脂。

3.1.3 吸脂套管的选择

依据当前文献[29-34]：

- 多孔吸脂管与 Coleman 3 mm 吸脂套管的对比报告显示，细胞活力或移植脂肪组织的大小方面没有显著差异。

- 比较吸脂管直径的实验研究发现，较大的直径能增强细胞活力。然而，这些研究大多采用没有肿胀麻醉的干性抽吸技术。

吸脂管可采用多种直径，可有一个或多个钝性或者锐性的侧孔。一般来说，吸脂管都是钝针，以保证创伤在最低限度。

为获得结构性脂肪或者大颗粒脂肪，经常使用3 mm 的吸脂管。如果是想获得微颗粒的脂肪，不管是否是通过注脂管还是通过注脂针（用锐针在真皮下脂肪移植情况下），使用有 1 mm 倒刺或斜切孔的 2.4 号微创吸脂针（前端或者侧面的侧孔）非常有用。目前有两个生产这类吸脂管的公司是 Tulip Medical Products（San Diego，CA）和 Wells Johnson（Tucson，AZ）。

3.1.4 吸脂

依据当前文献[35-44]：
- 吸脂的方法包括手持注射器抽吸、真空辅助、水动力或超声辅助吸脂术。
- 目前无证据表明，哪种吸脂方法优于其他的吸脂技术，即使一些研究表明，不同分离方法的细胞活力和脂肪细胞功能有所不同。
- 使用低压抽吸技术可以改善脂肪细胞活力，减少纤维化。

在平时的临床实践中，需要少量脂肪时，可采用鲁尔锁紧头（Luer-lock tip）螺口 10 ml 注射器手动抽吸。吸入压力约 0.37 个大气压（atm）。如需要大量的脂肪时，我们采用低压吸脂机（0.5 atm）吸脂。

为了实现抽出区域的平整性以及供区的最佳效果，以下几点必须牢记：

（1）吸脂时，建议改变位置和吸脂的方向，尽可能从不同切口入路，进行十字交叉抽吸。

（2）吸脂和脂肪提取完成后，用 5-0 单丝缝合切口前，供区应用无负压抽吸管抚平。

3.2 脂肪处理技术

依据当前文献[45-60]：
- 脂肪移植物的处理技术——离心、过滤、洗涤和纱布（Telfa）滚压法。
- 对所有数据进行评估后，没有发现一项技术明显优于其他技术。由于动物和人类研究结果的前后矛盾，结果有高度不一致性。
- 一些研究指出，使用离心技术时，离心力大于 3 000 转 / 分（1 200 g）时会造成更多细胞的损伤。要确定离心力（g），必须知道离心机转子的半径。

脂肪组织分离的目的是从肿胀液中去除油、血液、碎屑和其他不需要的成分。这一点很重要，因为这些因素可能会对脂肪的活力和组织存活率产生不利影响。以下为分离脂肪的方法。

3.2.1 离心

脂肪离心的转速和时间存在分歧。Coleman[4, 5] 认为应是 3 000 转 / 分，3 分钟，而我们一般采用 2 000 转 / 分，2 分钟。

离心后，可看到注射器中分为 3 层。最下层包含血液、碎片、水和肿胀液的成分；中间层为可用于注射的脂肪；最上层是脂肪酸破坏后产生的油脂。

将底塞打开以便分离血液层，并使血液流到托盘。顶层的裂解脂肪酸层可用倾析移除，必要的话可用小纱条吸除。目前，可用封闭式方法分离去除离心后的无用成分。

3.2.2 洗涤和过滤

在此过程中，脂肪用盐水溶液洗涤过滤后，即可从其他成分中分离出来。文献中既有闭合式的过滤器，也有开放式的过滤器。

3.2.3 洗涤和倾析

至于洗涤和倾析，我们赞成使用闭式循环。用注射器吸出 5 ml 脂肪，然后注入 4 ml 生理盐水。倾析脂肪并去除液体后，再重复上述过程，直至脂肪达到干净的状态。

3.2.4 Telfa 纱布滚压法

本法是将吸出的脂肪倒入大块的 Telfa 非黏附性敷料上。脂肪在纱布上轻轻地滚压揉捏，然后再转移回注射器。

获取了脂肪后，用鲁尔锁紧（Luer-lock）转换器将脂肪转入 1 ml 注射器内。

3.3 脂肪注射

依据当前文献[33, 61-64]：

- 可在多个通道、多个组织平面和多个方向注射。每个通道都用小量注射。
- 目前，进行过度矫正以获取更好的移植存活

率，似乎缺乏科学依据。

- 移植区域应避免使用弹性绷带或按摩。

有些作者认为注射是该过程中最重要的部分。

在一般情况下，没有纤维化时，脂肪应使用钝针注射。但若有瘢痕收缩或纤维化时，可在脂肪注射前先用锋利的针头将其松解，以避免损伤神经、血管或其他解剖结构。在脂肪需要被注入更浅表的真皮浅层时，也可直接用针注射。

注射脂肪时每个通道要注射少量脂肪，从而提高移植的存活率，加强移植脂肪在受区的整合。

首先，我们进针时不注入脂肪，退针时注入脂肪。这就创造了类似项链上珍珠的效果，脂肪注入到不同层次，不同层次重复多次注射。将脂肪注入到不同的区域，形成网状或十字交叉方式，并在所有层次生成通道，以便防止脂肪的堆积，这些都是非常重要的。

参·考·文·献

[1] Rzany B, DeLorenzi C. Understanding, avoiding, and managing severe filler complications. Plast Reconstr Surg. 2015;136(5 Suppl): 196S–203.
[2] Sorensen EP, Urman C. Cosmetic complications: rare and serious events following botulinum toxin and soft tissue filler administration. J Drugs Dermatol. 2015;14:486–91.
[3] Mojallal A, Foyatier JL. Historique de l'utilisation du tissu adipeux comme produit de comblement en chirurgie plastique. Ann Chir Plast Esthet. 2004;49:419–25.
[4] Coleman SR. Lipoinfiltration in the upper lip white roll. Aesth Surg. 1994;14:231–4.
[5] Coleman SR. Long term survival of fat transplants: controlled demonstrations. Aesthetic Plast Surg. 1995;19:421–5.
[6] Mazzola RF, Mazzola IC. History of fat grafting: from ram fat to stem cells. Clin Plast Surg. 2015;42:147–53.
[7] Serra-Renom JM, Muñoz-Olmo JL, Serra-Mestre JM. Fat grafting in postmastectomy breast reconstruction with expanders and prostheses in patients who have received radiotherapy: formation of new subcutaneous tissue. Plast Reconstr Surg. 2010;125:12–8.
[8] Karmali RJ, Nguyen AT, Skoracki RJ, et al. Outcomes following autologous fat grafting in head and neck oncologic reconstruction. Plast Reconstr Surg. 2015;136(4 Suppl):49–50.
[9] Laschke MW, Menger MD. Adipose tissue-derived microvascular fragments: natural vascularization units for regenerative medicine. Trends Biotechnol. 2015;33:442–8.
[10] Avram AS, Avram MM, James WD. Subcutaneous fat in normal and diseased states: 2. Anatomy and physiology of white and brown adipose tissue. J Am Acad Dermatol. 2005;53:671–83.
[11] Eto H, Kato H, Suga H, Aoi N, Doi K, Kuno S, Yoshimura K. The fate of adipocytes after nonvascularized fat grafting: evidence of early death and replacement of adipocytes. Plast Reconstr Surg. 2012;129:1081–92.
[12] Kato H, Mineda K, Eto H, Doi K, Kuno S, Kinoshita K, et al. Degeneration, regeneration, and cicatrization after fat grafting: dynamic total tissue remodeling during the first 3 months. Plast Reconstr Surg. 2014;133:303e–13.
[13] Kakudo N, Tanaka Y, Morimoto N, Ogawa T, Kushida S, Hara T, Kusumoto K. Adipose-derived regenerative cell (ADRC)-enriched fat grafting: optimal cell concentration and effects on grafted fat characteristics. J Transl Med. 2013;11:254.
[14] Serra-Mestre JM, Serra-Renom JM, Martinez L, Almadori A, D'Andrea F. Platelet-rich plasma mixed-fat grafting: a reasonable prosurvival strategy for fat grafts? Aesthetic Plast Surg. 2014;38:1041–9.
[15] Forbes SJ, Rosenthal N. Preparing the ground for tissue regeneration: from mechanism to therapy. Nat Med. 2014;20:857–69.
[16] Rohrich RJ, Sorokin ES, Brown SA. In search of improved fat transfer viability: a quantitative analysis of the role of centrifugation and harvest site. Plast Reconstr Surg. 2004;113:391–5.
[17] Ullmann Y, Shoshani O, Fodor A, Ramon Y, Carmi N, Eldor L, Gilhar A. Searching for the favorable donor site for fat injection: in vivo study using the nude mice model. Dermatol Surg. 2005;31:1304–7.
[18] Padoin AV, Braga-Silva J, Martins P, Rezende K, Rezende AR,

Grechi B, et al. Sources of processed lipoaspirate cells: influence of donor site on cell concentration. Plast Reconstr Surg. 2008;122:614–8.

[19] Kishi K, Imanishi N, Ohara H, Ninomiya R, Okabe K, Hattori N, et al. Distribution of adipose-derived stem cells in adipose tissues from human cadavers. J Plast Reconstr Aesthet Surg. 2010;63:1717.

[20] Lim AA, Fan K, Allam KA, Wan D, Tabit C, Liao E, et al. Autologous fat transplantation in the craniofacial patient. J Craniofac Surg. 2012;23:1061–6.

[21] Li K, Gao J, Zhang Z, Li J, Cha P, Liao Y, et al. Selection of donor site for fat grafting and cell isolation. Aesthetic Plast Surg. 2013;37:153–8.

[22] Small K, Choi M, Petruolo O, Lee C, Karp N. Is there an ideal donor site of fat for secondary breast reconstruction? Aesthet Surg J. 2014;34:545–50.

[23] Moore Jr JH, Kolaczynski JW, Morales LM, Considine RV, Pietrzkowski Z, Noto PF, Caro JF. Viability of fat obtained by syringe suction lipectomy: effects of local anesthesia with lidocaine. Aesthetic Plast Surg. 1995;19:335–9.

[24] Kim IH, Yang JD, Lee DG, Chung HY, Cho BC. Evaluation of centrifugation technique and effect of epinephrine on fat cell viability in autologous fat injection. Aesthet Surg J. 2009;29:35–9.

[25] Shoshani O, Berger J, Fodor L, Ramon Y, Shupak A, Kehat I, et al. The effect of lidocaine and adrenaline on the viability of injected adipose tissue: an experimental study in nude mice. J Drugs Dermatol. 2005;4:311–6.

[26] Keck M, Zeyda M, Gollinger K, Burjak S, Kamolz LP, Frey M, Stulnig TM. Local anesthetics have a major impact on viability of preadipocytes and their differentiation into adipocytes. Plast Reconstr Surg. 2010;126:1500–5.

[27] Livaoğlu M, Buruk CK, Uraloğlu M, Ersöz S, Livaoğğlu A, Sözen E, Agdoğan Ö. Effects of lidocaine plus epinephrine and prilocaine on autologous fat graft survival. J Craniofac Surg. 2012;23:1015–8.

[28] Agostini T, Lazzeri D, Pini A, Marino G, Li Quattrini A, Bani D, Dini M. Wet and dry techniques for structural fat graft harvesting. Plast Reconstr Surg. 2012;130:331e–9.

[29] Shiffman MA, Mirrafati S. Fat transfer techniques: the effect of harvest and transfer methods on adipocyte viability and review of the literature. Dermatol Surg. 2001;27:819–26.

[30] Özsoy Z, Kul Z, Bilir A. The role of cannula diameter in improved adipocyte viability: a quantitative analysis. Aesthet Surg J. 2006;26:287–9.

[31] Erdim M, Tezel E, Numanoglu A, Sav A. The effects of the size of liposuction cannula on adipocyte survival and the optimum temperature for fat graft storage: an experimental study. J Plast Reconstr Aesthet Surg. 2009;62:1210–4.

[32] Kirkham JC, Lee JH, Medina MA, McCormack MC, Randolph MA, Austen Jr WG. The impact of liposuction cannula size on adipocyte viability. Ann Plast Surg. 2012;69:479–81.

[33] Nguyen PS, Desouches C, Gay AM, Hautier A, Magalon G. Development of micro-injection as an innovative autologous fat graft technique: the use of adipose tissue as dermal filler. J Plast Reconstr Aesthet Surg. 2012;65:1692–9.

[34] Alharbi Z, Opländer C, Almakadi S, Fritz A, Vogt M, Pallua N. Conventional vs. micro-fat harvesting: how fat harvesting technique affects tissue-engineering approaches using adipose tissuederived stem/stromal cells. J Plast Reconstr Aesthet Surg. 2013;66:1271–8.

[35] Rohrich RJ, Morales DE, Krueger JE, Ansari M, Ochoa O, Robinson Jr J, Beran SJ. Comparative lipoplasty analysis of in vivotreated adipose tissue. Plast Reconstr Surg. 2000;105:2152–8.

[36] Pu LL, Cui X, Fink BF, Cibull ML, Gao D. The viability of fatty tissue within adipose aspirates after conventional liposuction: a comprehensive study. Ann Plast Surg. 2005;54:288–92.

[37] Smith P, Adams Jr WP, Lipschitz AH, Chau B, Sorokin E, Rohrich RJ, Brown SA. Autologous human fat grafting: effect of harvesting and preparation techniques on adipocyte graft survival. Plast Reconstr Surg. 2006;117:1836–44.

[38] Pu LL, Coleman SR, Cui X, Ferguson Jr RE, Vasconez HC. Autologous fat grafts harvested and refined by the Coleman technique: a comparative study. Plast Reconstr Surg. 2008;122:932–7.

[39] Crawford JL, Hubbard BA, Colbert SH, Puckett CL. Fine tuning lipoaspirate viability for fat grafting. Plast Reconstr Surg. 2010;126:1342–8.

[40] Lee JH, Kirkham JC, McCormack MC, Nicholls AM, Randolph MA, Austen Jr WG. The effect of pressure and shear on autologous fat grafting. Plast Reconstr Surg. 2013;131:1125–36.

[41] Fisher C, Grahovac TL, Schafer ME, Shippert RD, Marra KG, Rubin JP. Comparison of harvest and processing techniques for fat grafting and adipose stem cell isolation. Plast Reconstr Surg. 2013;132:351–61.

[42] Schafer ME, Hicok KC, Mills DC, Cohen SR, Chao JJ. Acute adipocyte viability after third-generation ultrasound-assisted liposuction. Aesthet Surg J. 2013;33:698–704.

[43] Keck M, Kober J, Riedl O, Kitzinger HB, Wolf S, Stulnig TM, et al. Power assisted liposuction to obtain adipose-derived stem cells: impact on viability and differentiation to adipocytes in comparison to manual aspiration. J Plast Reconstr Aesthet Surg. 2014;67:e1–8.

[44] Yin S, Luan J, Fu S, Wang Q, Zhuang Q. Does water-jet force make a difference in fat grafting? In vitro and in vivo evidence of improved lipoaspirate viability and fat graft survival. Plast Reconstr Surg. 2015;135:127–38.

[45] Boschert MT, Beckert BW, Puckett CL, Concannon MJ. Analysis of lipocyte viability after liposuction. Plast Reconstr Surg. 2002;109:761–5; discussion 766–7.

[46] Butterwick KJ. Lipoaugmentation for aging hands: a comparison of the longevity and aesthetic results of centrifuged versus noncentrifuged fat. Dermatol Surg. 2002;28:987–91.

[47] Ramon Y, Shoshani O, Peled IJ, Gilhar A, Carmi N, Fodor L. Enhancing the take of injected adipose tissue by a simple method for concentrating fat cells. Plast Reconstr Surg. 2005;115:197–201.

[48] Rose JG, Lucarelli MJ, Lemke BN, Dortzbach RK, Boxrud CA, Obagi S, Patel S. Histologic comparison of autologous fat processing methods. Ophthal Plast Reconstr Surg. 2006;22:195–200.

[49] Kurita M, Matsumoto D, Shigeura T, Sato K, Gonda K, Harii K, et al. Influences of centrifugation on cells and tissues in liposuction aspirates: optimized centrifugation for lipotransfer and cell isolation. Plast Reconstr Surg. 2008;121:1033–41.

[50] Khater R, Atanassova P, Anastassov Y, Pellerin P, Martinot-Duquennoy V. Clinical and experimental study of autologous fat grafting after processing by centrifugation and serum lavage. Aesthetic Plast Surg. 2009;33:37–43.

[51] Condé-Green A, de Amorim NF, Pitanguy I. Influence of decantation, washing and centrifugation on adipocyte and mesenchymal stem cell content of aspirated adipose tissue: a comparative study. J Plast Reconstr Aesthet Surg. 2010;63:1375–81.

[52] Condé-Green A, Baptista LS, de Amorin NF, de Oliveira ED, da Silva KR, Pedrosa Cda S. Effects of centrifugation on cell composition and viability of aspirated adipose tissue processed for

transplantation. Aesthet Surg J. 2010;30:249–55.

[53] Xie Y, Zheng D, Li Q, Chen Y, Lei H, Pu LL. The effect of centrifugation on viability of fat grafts: an evaluation with the glucose transport test. J Plast Reconstr Aesthet Surg. 2010;63:482–7.

[54] Zhu M, Zhou Z, Chen Y, Schreiber R, Ransom JT, Fraser JK, et al. Supplementation of fat grafts with adipose-derived regenerative cells improves long-term graft retention. Ann Plast Surg. 2010;64:222–8.

[55] Minn KW, Min KH, Chang H, Kim S, Heo EJ. Effects of fat preparation methods on the viabilities of autologous fat grafts. Aesthetic Plast Surg. 2010;34:626–31.

[56] Botti G, Pascali M, Botti C, Bodog F, Cervelli V. A clinical trial in facial fat grafting: filtered and washed versus centrifuged fat. Plast Reconstr Surg. 2011;127:2464–73.

[57] Ferraro GA, De Francesco F, Tirino V, Cataldo C, Rossano F, Nicoletti G, D'Andrea F. Effects of a new centrifugation method on adipose cell viability for autologous fat grafting. Aesthetic Plast Surg. 2011;35:341–8.

[58] Pulsfort AK, Wolter TP, Pallua N. The effect of centrifugal forces on viability of adipocytes in centrifuged lipoaspirates. Ann Plast Surg. 2011;66:292–5.

[59] Hoareau L, Bencharif K, Girard AC, Delarue P, Hulard O, Festy F, et al. Effect of centrifugation and washing on adipose graft viability: a new method to improve graft efficiency. J Plast Reconstr Aesthet Surg. 2013;66:712–9.

[60] Pfaff M, Wu W, Zellner E, Steinbacher DM. Processing technique for lipofilling influences adipose-derived stem cell concentration and cell viability in lipoaspirate. Aesthetic Plast Surg. 2014; 38:224–9.

[61] Dasiou-Plakida D. Fat injections for facial rejuvenation: 17 years experience in 1720 patients. J Cosmet Dermatol. 2003;2:119–25.

[62] Trepsat F. Midface reshaping with micro-fat grafting. Ann Chir Plast Esthet. 2009;54:435–43.

[63] Mazzola RF. Fat injection: from filling to regeneration. St. Louis: Quality Medical Publishing; 2009. p. 373–422.

[64] Tonnard P, Verpaele A, Peeters G, Hamdi M, Cornelissen M, Declercq H. Nanofat grafting: basic research and clinical applications. Plast Reconstr Surg. 2013;132:1017–26.

4

面部脂肪移植时避免血管和神经损伤的解剖参考要点

Anatomic Reference Points to Consider to Avoid Vessel and Nerve Injury During Facial Fat Grafting

实施脂肪移植之前，考虑可能的风险区域十分重要[1, 2]。在可能的体表位置识别血管和神经的标记参照点非常有用，建议用易清洗的笔做标记，否则手术结束后，用力清洗标记会导致脂肪移植物移位风险增加。

血管损伤或栓塞极为罕见，尤其在使用套管的情况下。然而，最近尖针或直径 1 mm 以下细套管的使用增加了并发症的风险。并发症也可能出现在手术之前需要松解瘢痕粘连的部位或周边区域。在一般情况下，钝头套管针常常用在深层移植脂肪；针头注射仅限于应用在浅表真皮内或真皮下移植。

另一个要点就是，脂肪注射前应先吸脂，确保没有血管被刺破。套管针退出时，注射少量的脂肪，完成逆行注射。快进快出的注射方式较为流行，但在我们看来，这可能会导致面部小神经分支和三叉神经损伤。面部脂肪移植套管引入应该缓慢、非暴力。一旦采用套管针或尖针缓慢退出时注射小剂量脂肪，应保持连续性，避免形成滞留。

4.1 前额中部和眉间

此区域的两个重要结构就是三叉神经和眼动脉的分支，眶上和滑车上神经血管束。如果将瞳孔中线作为参考点，则容易识别这些部分。

4.1.1 眶上神经血管束

画一条瞳孔垂线，即瞳孔中线，与眉线的相交点，距中线约 2.7 cm 对应的眶上切迹可确定眶上神经和血管的出口[1]。

神经穿过颅骨进入额肌下方的皱眉肌。眶上血管分为浅支和深支，与滑车上动脉和外侧颞浅动脉在中部构成血管网。

眉尾扬起后，将脂肪注入皮下层。不会触及眶上束，这很重要，否则会造成损害。

4.1.2 滑车上神经血管束

滑车上神经和血管位于眶上神经出口点内侧大约 1 cm 处。神经穿过颅骨该点出口进入皱眉肌后，分为几个分支。经过颅侧的动脉与眶上动脉和对侧滑车上动脉吻合[1]。

4.2 前额颞部和侧方

4.2.1 颞浅血管及其分支

此动脉为颈外动脉的一个分支，耳屏上、下耳前区约 1 cm 处可轻易触及。经过颧突后，动脉经过颞筋膜面，并分为额支和顶支[1, 2]。

必须牢记该区域中分布有颞浅静脉丛，所以注射时最好使用套管针。

4.2.2 面神经颞支

我们可以在颞筋膜上的神经处画一个三角形。此三角形从耳屏以下 0.5 cm 到侧眉以上 2 cm，从该点到外眦[1]。损伤会影响额肌，导致相较于对侧的眉下垂和不对称。

4.3 颊和鼻区

4.3.1 面部内眦动脉（从口角结合处）

此动脉从口角沿鼻唇沟到鼻翼蜿蜒走行，可在口角外侧 1.5~2 cm 和鼻翼外侧 0.6~1 cm 处确认。此动脉沿着这条路线在 1 cm 深度下走行，不过情况因人而异。此动脉还从鼻翼处经颅侧行走至鼻睑角，在那里内眦动脉与眼动脉的分支鼻动脉吻合[1, 2]。

4.3.2 眶下神经血管束

眶下神经血管束的出口点距眶下缘 1~1.5 cm，位于瞳孔中线下[1]。

此动脉主要为下眼睑、泪囊、上唇和鼻侧位供血。与面横动脉、颊动脉和面、眼动脉分支吻合。眶下神经支配下眼睑、上唇和部分鼻前庭。

对颧骨部位进行脂肪移植和使用套管时，要特别注意此区域。

4.3.3 鼻背动脉

此动脉自眼眶内上方顶部汇出，经过睑内侧韧带与内眦动脉吻合[2]。虽然鼻背有良好的血液供给，但它的血管非常小。因此，注射填充物或脂肪引起并发症的潜在风险微乎其微，甚至不存在。

4.3.4 面横动脉

此动脉起源于颞浅动脉下颌髁突处水平，经颧弓下方行走至脸颊[2]。

4.3.5 面动脉的颊支

颊支起源于颞肌和翼内肌之间的上颌动脉，并斜向朝着颊肌走行。它与多个面部和眶下动脉的分支吻合[2]。

4.3.6 面神经的颧支和颊支

这些神经可以通过绘制一个三角形来识别。该三角形的顶点分别在下颌角、口角、颧骨隆起的最高投影点[2]。这是这两个面部神经分支的活动区域，主要负责上唇和嘴部的运动。

4.4 口周和面部下方 1/3 的区域

4.4.1 面动脉（向口角）

此动脉与下颌下缘相连，前行经咬肌前缘，延续至口角。该动脉被颈阔肌和降口角肌覆盖[2]。

4.4.2 上、下唇动脉

上、下唇动脉是起源于面动脉分支的口角水平，向中线走行，与对侧唇动脉吻合。它们位于肌肉层的后面[2]。

4.4.3 下颌缘支

此分支可在下颌口角外侧约 2 cm 处，在此点画一个直径约 2 cm 的圆，可以确认该神经支配区域[2]。

若此分支受损会造成口腔不对称，微笑时最明显。此分支可牵动降下唇肌和降嘴角肌。

4.4.4 颏神经

颏神经位于下颌中间、第二前磨牙下方，支配下唇一半的感觉[2]。

4.5 颈部区域

对于颈横皱纹的治疗，注射在非常浅的平面非常重要。真皮下位置通常使用套管针，随后沿着皱纹线在真皮内用针。要特别注意这个区域的颈外静脉和颈前血管。

参·考·文·献

[1] Seckel BR. Facial danger zones: avoiding nerve injury in facial plastic surgery. 2nd ed. St. Louis: Quality Medical Publishing Inc; 2010.

[2] Pessa JE, Rohrich RJ. Facial topography: clinical anatomy of the face. St. Louis: Quality Medical Publishing Inc; 2012.

5
面部脂肪移植的并发症

Complications in Facial Fat Grafting

面部脂肪注射是相对安全的手术。若操作正确，并发症发生率较低[1,2]。

虽然，记载的大多数面部脂肪注射后的并发症都是审美方面，如不平整或不对称，但还是有一些严重的并发症。显然，外科医生必须意识到这些情况，以便防止发生并发症。

目前，利用小直径套管或尖锐针头的新型注射方式的发展提升了手术效果，使某些以往脂肪移植不能完成的修复如今成为可能，例如皮肤很薄的眼睑与泪槽。在这些特殊的区域，要特别注意注射的脂肪量和注射深度，尤其是使用尖锐针头的时候，防止损坏血管或其他结构。当用针取代套管针时，应在真皮或真皮下注射。要避免注射在深层皮下平面。

以下是面部脂肪移植时应考虑的主要并发症。

5.1 瘀青和肿胀

手术 2 周后，表面产生一定程度的瘀青和肿胀是正常现象。必须告知患者这一情况，尤其是眶周区域纳米脂肪移植，因为其瘀青持续时间通常长达 4 周或 5 周[3]。

眼睑的慢性炎症或肿胀在文献中少有报道[4]，发生这种情况，可能需要再次通过手术来取出脂肪。

5.2 感染

与所有的外科手术一样，移植物不得被细菌污染。可通过无菌技术和供体与受区的术前准备达到。

脂肪移植在手术室无菌操作时，开放式或封闭式手法无明显差异[1]。

5.3 堆积或囊肿

在注射期间，将脂肪分布在多个平面上，注意不要只在一个点注射所有脂肪，以免形成不平整的注射区域和油性囊肿。至于眼睑、泪槽等几乎无真皮成分的区域，如果不使用精良的微脂移植套管，则很容易形成肉眼可见的不平整。

在这一特殊区域，必须非常小心，仅在眼轮匝肌下注入少量的脂肪。

如果在脂肪注射后出现不平整，应按摩该区域直至不平整消失。

5.4 不对称

在手术之前，绝大多数患者的面部两侧都呈现出微小的不对称性。外科医生必须在术前对其评估，并告知患者这一现象。

在术中阶段，将面部划分为不同的组成或区域，并计算两侧区域所需脂肪注射量是很有帮助的。脂肪注入后还应该对对称性进行评估。

5.5 再吸收

一些脂肪不可避免地会被再吸收。虽然，我

们认为再吸收的程度取决于所用技术和医生的经验，但患者体重的变化也可能起着重要作用。对于是否采取促存活策略，通过回顾文献发现，不论是否使用促存活策略，如脂肪富含基质血管成分、富含血小板的血浆，还是第二代富血小板纤维蛋白（PRP）[5]，注射脂肪量的再吸收都在 40%~50%[6-8]。

症，最好使用钝头套管针，在回针时注射脂肪，并在注射前先回抽。当使用尖锐的针头时，必须只用于浅平面注射。在我们看来，虽然锐针技术被用于一些病例，但从没有在深层注射。注射眶周、眉间区和鼻唇沟时必须十分小心，避免损伤内眦动脉。

5.6 欠矫正或矫正过度

在此方面主要取决于外科医生在技术方面的经验。在我们看来，最好采取欠矫正的方法，尤其是在外科医生的职业生涯早期，因为这能给你时间进行必要的修复。

5.7 脂肪栓塞

虽然脂肪栓塞是一种罕见的并发症，但仍有一些致盲的病例报道[9-13]。这可能与眼和中央动脉栓塞造成的视网膜缺血有关，偶尔也有面部脂肪移植后发生脑梗死的病例[9, 10]。为避免引发这种并发

5.8 解剖结构的损伤（神经、动脉、肌肉、腮腺或其他腺体）

并发症时有发生，特别是在需要用锐针针头分离纤维附着的再造手术。神经和其他结构的永久性损伤较为罕见。

5.9 供区不平整

虽然，为获得大量脂肪的吸脂术在术后常出现不平整的情况，但这也会出现在只需要很少的脂肪量的某些面部脂肪移植的病例中。最好用扁平的套管针调整供区，使不平整现象最小化。

参·考·文·献

[1] Yoshimura K, Coleman SR. Complications of fat grafting: how they occur and how to find, avoid, and treat them. Clin Plast Surg. 2015;42:383–8.

[2] Coleman SR. Structural fat grafting: more than a permanent filler. Plast Reconstr Surg. 2006;118(3 Suppl):108S–20.

[3] Tonnard P, Verpaele A, Peeters G, Hamdi M, Cornelissen M, Declercq H. Nanofat grafting: basic research and clinical applications. Plast Reconstr Surg. 2013;132:1017–26.

[4] Paik JS, Cho WK, Park GS, Yang SW. Eyelid-associated complications after autogenous fat injection for cosmetic forehead augmentation. BMC Ophthalmol. 2013;13:32.

[5] Serra-Mestre JM, Serra-Renom JM, Martinez L, Almadori A, D'Andrea F. Platelet-rich plasma mixed-fat grafting: a reasonable prosurvival strategy for fat grafts? Aesthetic Plast Surg. 2014;38:1041–9.

[6] Fontdevila J, Serra-Renom JM, Raigosa M, Berenguer J, Guisantes E, Prades E, et al. Assessing the long-term viability of facial fat grafts: an objective measure using computed tomography. Aesthet Surg J. 2008;28:380–6.

[7] Coleman SR, Katzel EB. Fat grafting for facial filling and regeneration. Clin Plast Surg. 2015;42:289–300.

[8] Zhu M, Xie Y, Zhu Y, Chai G, Li Q. A novel noninvasive threedimensional volumetric analysis for fat-graft survival in facial recontouring using the 3L and 3M technique. J Plast Reconstr Aesthet Surg. 2016;69(2):248–54.

[9] Egido JA, Arroyo R, Marcos A, Jiménez-Alfaro I. Middle cerebral artery embolism and unilateral visual loss after autologous fat injection into the glabellar area. Stroke. 1993;24:615–6.

[10] Danesh-Meyer HV, Savino PJ, Sergott RC. Case reports and small case series: ocular and cerebral ischemia following facial injection of autologous fat. Arch Ophthalmol. 2001;119:777–8.

[11] Sherman JE, Fanzio PM, White H, Leifer D. Blindness and necrotizing fasciitis after liposuction and fat transfer. Plast Reconstr Surg. 2010;126:1358–63.

[12] Park YH, Kim KS. Images in clinical medicine. Blindness after fat injections. N Engl J Med. 2011;365:2220.

[13] Hong DK, Seo YJ, Lee JH, Im M. Sudden visual loss and multiple cerebral infarction after autologous fat injection into the glabella. Dermatol Surg. 2014;40:485–7.

第2部分

技术和临床应用
Techniques and Clinical Applications

6

结构性脂肪移植、精细脂肪移植、皮内注射技术、纳米脂肪移植和乳化或脂肪碎片移植的指导

A How-to Guide on Structural Fat Grafting, Microfat Grafting, Sharp-Needle Intradermal Fat, Nanofat Grafting, and Emulsion or Fractioned Fat

根据脂肪移植的需要量，在脂肪制备、处理和注射期间需要进行一定的调整。在面部尤其需要注意。使用不同大小的脂肪移植、深部注射套管和浅表针头联合注射改善面部脂肪移植的结果——不仅能校正容量不足，还能实现面部的精细调整。

下面我们对不同脂肪移植的准备进行逐步详解。

6.1 供区的选择

需要脂肪移植时，我们权衡了可能的供区，选择其中最适合的供区并征得患者同意。

非常重要的一点是保持供区的平整。被移植的区域必须实现良好的美容效果，但在我们的临床实践中，用于面部脂肪移植的最常用区域是腹部、大腿内侧、膝关节内侧，然后是侧腹、臀部，如果有必要，大腿后侧也可考虑（图 6-1）。

6.1.1 腹部

腹部最常用的供区是脐下区，许多患者的脐下区有充足的脂肪量。但是，以下几点需要注意：首先，斯卡尔帕筋膜（Scarpa fascia）的上层和下层脂肪有很大差异；其次，腹部很容易出现不平整的现象。我们不能利用脂肪移植来改善某一身体部位，却遗留毁损的腹部外形。

只需要少量脂肪时，我们通过肚脐进入；需要大量脂肪时，另外再切两个外侧切口，以便抽吸的隧道相互交叉，确保获取所需的脂肪后腹部供区平整（图 6-2A）。用无负压的 3 mm 扁平套管，在抽吸脂肪的整个区域去除所有凹陷（图 6-2B）。

6.1.2 侧腹部

在需要更多脂肪的情况下，有时应选择腹部作为供区。在这种情况下，侧腹可轻易获取脂肪（患者有足够脂肪提供），只需从腹部的外侧同一切口获取侧腹部脂肪（患者有足够脂肪提供）（图 6-3）。

6.1.3 大腿内侧

至于腹部脂肪不足的体型瘦小患者，则可从大腿内侧获得所需脂肪量（图 6-4）。如果正确操作且切口隐藏在腹股沟褶皱处，那么该部位通常会恢复得很好。患者往往也很满意，不介意失去这一区域的脂肪，但必须小心，不要出现不平整现象。

6.1.4 臀

臀部是一个能提供良好的脂肪量非常方便的部位。在抽取前先告知患者切口的位置。抽取脂肪可能不止一个切口，但我们推荐用两个切口，以便在获取脂肪位置的上下区域形成交叉隧道（图6-5）。

6.1.5 大腿后侧

在需要更多容量或常规部位没有脂肪的情况下，有时就需要从多个区域获取脂肪。在这种情况下，我们使用大腿后侧的脂肪（图6-6）。这个区域很有用，但缺点是患者必须翻身。

6.1.6 膝盖内侧

膝盖内侧是一个经常使用的供区，尤其是体型偏瘦的年轻女性。因为女性在此区域总是有一个小的脂肪堆积（男性没有）。

待肿胀后，用多孔套管捏起皮肤并获取脂肪（图6-7）。

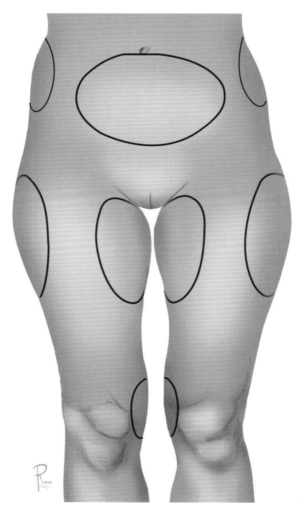

图 6-1　供区

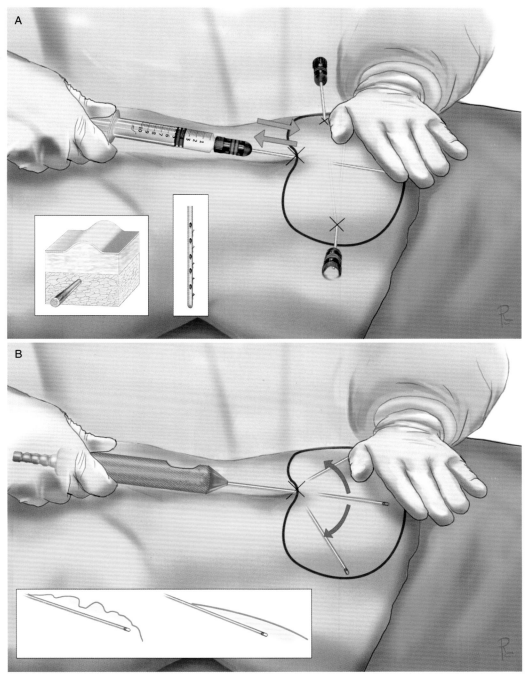

图 6-2 　A. 腹部吸脂；B. 用无负压 3 mm 扁平套管调整供区

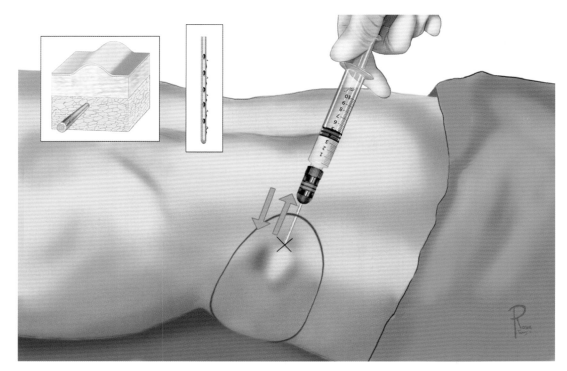

图 6-3　侧腹部：可以在不改变患者体位的情况下获得足够的脂肪

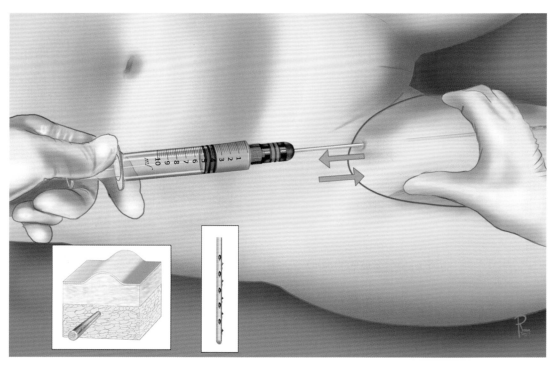

图 6-4　大腿内侧

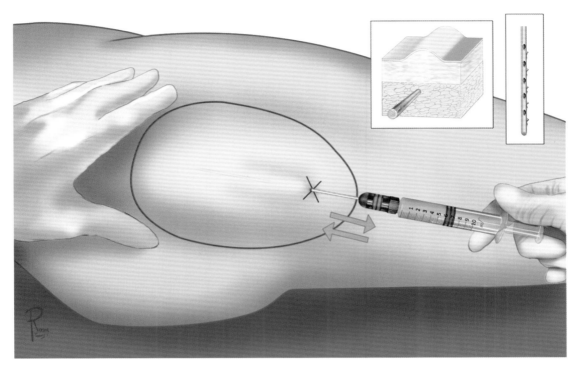

图 6-5　臀部

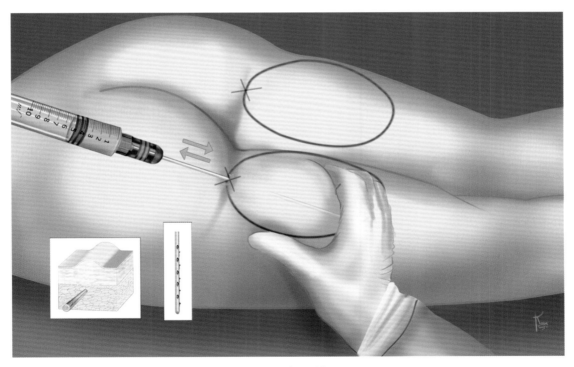

图 6-6　大腿后侧

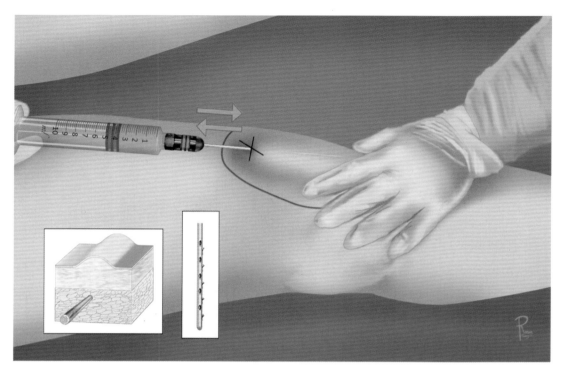

图 6-7　膝盖内侧

6.2　脂肪抽吸

选择好供区后，首先用多孔钝头套管注射肿胀液。在局部麻醉下进行手术时，肿胀液由 0.05% 利多卡因盐水溶液和 1:200 000 的肾上腺素组成。在全身麻醉下进行手术时，肿胀液由含有血管收缩液的盐水溶液或低浓度的局部麻醉剂（0.02% 利多卡因）组成。待肿胀 20 分钟后开始脂肪抽吸。

利用手持注射抽吸器或低压的吸脂器产生约 0.5 atm 的抽吸压力。

采用 3 mm 套管，以获得结构性脂肪来进行移植。如果希望获得精细脂肪移植，可采用经套管注射针或者锐针（锐针皮内脂肪移植时），若要获取精细脂肪，不论是用套管还是锐针注射（在利用锐针对皮内脂肪进行移植时），都可以利用纳米脂肪移植和乳化、碎片脂肪移植，带倒刺和 1 mm 斜切口的 2.4 mm 微创抽吸针获取。将获取的脂肪放置于架上（图 6-8）。

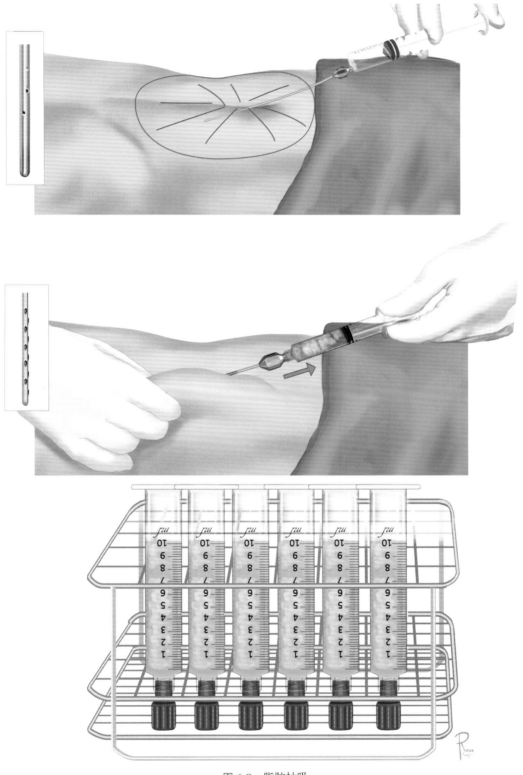

图 6-8　脂肪抽吸

6.3 脂肪处理技术和注射

6.3.1 结构脂肪移植术

如第 3 章所述，可以使用多种方法从抽取材料的其他成分中分离出脂肪。目前对于获得最佳脂肪及最小化细胞损伤的方法意见还不一致，但在临床实践中，将离心、过滤和倾析技术交替地应用于结构脂肪移植术，最终实现了同样的效果。

在使用离心技术时，我们在 2 000 rpm 离心 2 min。离心之后注射器呈三层分布。下层的成分中含有血液、碎片、水和肿胀液的成分；中间层包含小的脂肪；最上层是由分解的脂肪酸产生的油组成。弃去底层血液和麻醉肿胀液，然后用小纱布除去上层所含的脂肪滴（图 6-9A）。

接着将装有干净脂肪的 10 ml 注射器通过连接器或三通旋塞连接到 1 ml 或 2 ml 注射器上，然后转移脂肪。随后，将注射器连接到一个 1.6 mm 脂肪注射管中完成脂肪移植（图 6-9B）[1]。

6.3.2 精细脂肪移植术和锐针真皮内脂肪注射（SNIF）

倾析和洗涤技术实现了很好的效果。由于这种封闭的条件下提取所获得的脂肪非常干净。首先用一个 10 ml 注射器抽吸脂肪，然后利用注射器和 Tulip 针造成一个负压环境。

接着，将注射器填充一半，也就是 5 ml。随后，将 4 ml 的乳酸林格液加入注射器达到 9 ml。剩下 1 ml 将注射活塞上拉，以留出一个空隙。

有了这 1 ml 空隙后，轻摇注射器混匀清洁的脂肪，随后垂直静置几分钟。几分钟后，一些颜色纯黄的脂肪会浮现在表面上，而下层则是血液和麻醉肿胀液的残留成分。如果脂肪的成分不够纯，将下层透明的 4 ml 成分排空，接着吸取 4 ml 的乳酸林格液，再次摇晃，重复排空吸取操作一次，使脂肪彻底精纯。最后将下层的溶液排空，并将纯化的脂肪转移至 1 ml 的注射器用于注射（图 6-10A）。

用直径小于 1 mm（通常约 0.7 mm）的套管注射微脂肪移植物。请根据要进行治疗的缺陷部位选择直的或弯曲的钝头套管。此外，注射将在皮下层面中进行（图 6-10B）[2]。

当将此脂肪注射到更浅表的皮层中时（锐针皮内注射），需要用到 23G 尖锐针头[3]。

6.3.3 乳化、碎裂脂肪和锐针皮下注射（SNIE）

得到脂肪并洗涤后，用注射器吸取 5 ml 的脂肪，然后用三通旋塞将其与一个空的 10 cm 注射器相连。将脂肪在注射器之间相互转移，重复至少 30 或 40 次。在这个过程中，脂肪越来越液化，并出现较少的脂肪滴。乳化的脂肪逐渐形成（图 6-11A）。

脂肪充分乳化后，再次清洗以除去脂肪酸，然后用含有乳剂的注射器吸取 4 ml 的乳酸林格液并摇匀。随后再次倾析乳剂后，乳剂更加透明，且分为了 2 层：乳剂位于上层，洗涤液位于下层。弃去洗涤液并将乳剂转移至一个 1 ml 或 2 ml 的注射器中。

利用直径为 0.5 mm 的套管注射乳剂充填泪沟，也可使用 25G 针头进行位于中胚层的注射（图 6-11B）。细胞计数显示，乳剂有与纳米脂肪数量相近的 SVF 细胞[4]。

6.3.4 纳米脂肪移植术

参照 Tonnard 等的描述，制备纳米脂肪[4]，先准备乳化，然后用布或带 0.5 mm 气孔的滤网进行过滤。

这种方式下，胶原纤维和残留的膜遗留在上面，而液体（即纳米脂肪）则位于底部。用 2 ml 的注射器抽吸出纳米脂肪，随后通过三通旋塞将其转移至 1 ml 注射器中。手术中用 27G 针头连接注射器并将纳米脂肪注射到真皮中（图 6-12）[4]。这个高流动性液体用途十分广泛，可用于改善眼睛下方的颜色。细胞计数表明，纳米脂肪所含 SVF 细胞数量与乳剂相近[4]。

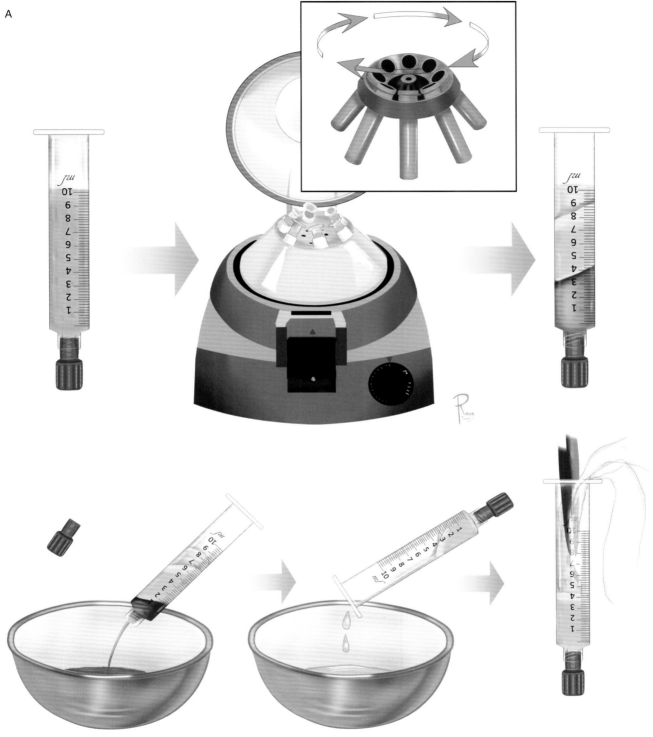

图 6-9 离心。A. 离心后会分为 3 层；脂肪的分离

B

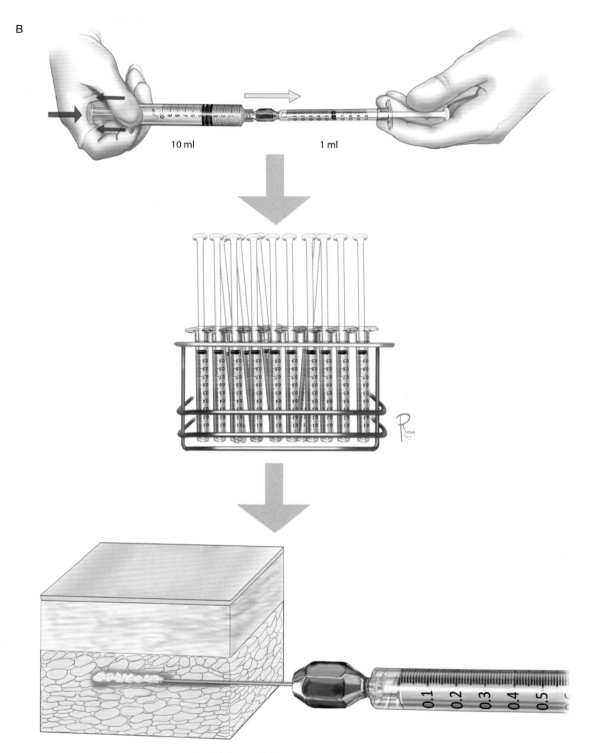

10 ml   1 ml

图 6-9（续） B. 脂肪转移到更小体积的注射器后，在皮下平面用套管注射脂肪

A

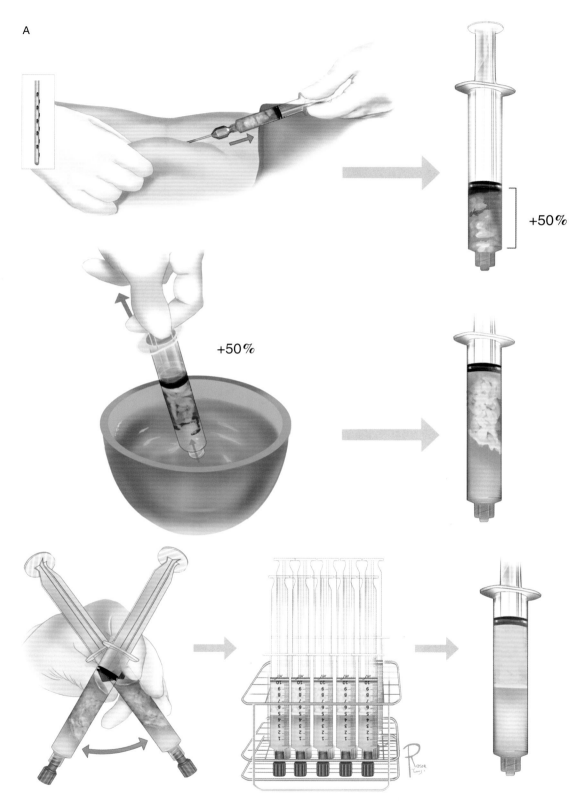

图 6-10 过滤和涤技技术。A. 在每个注射器中加入 50% 脂肪和 50% 生理盐水的混合液，以便快速并简单地洗涤并倾析脂肪

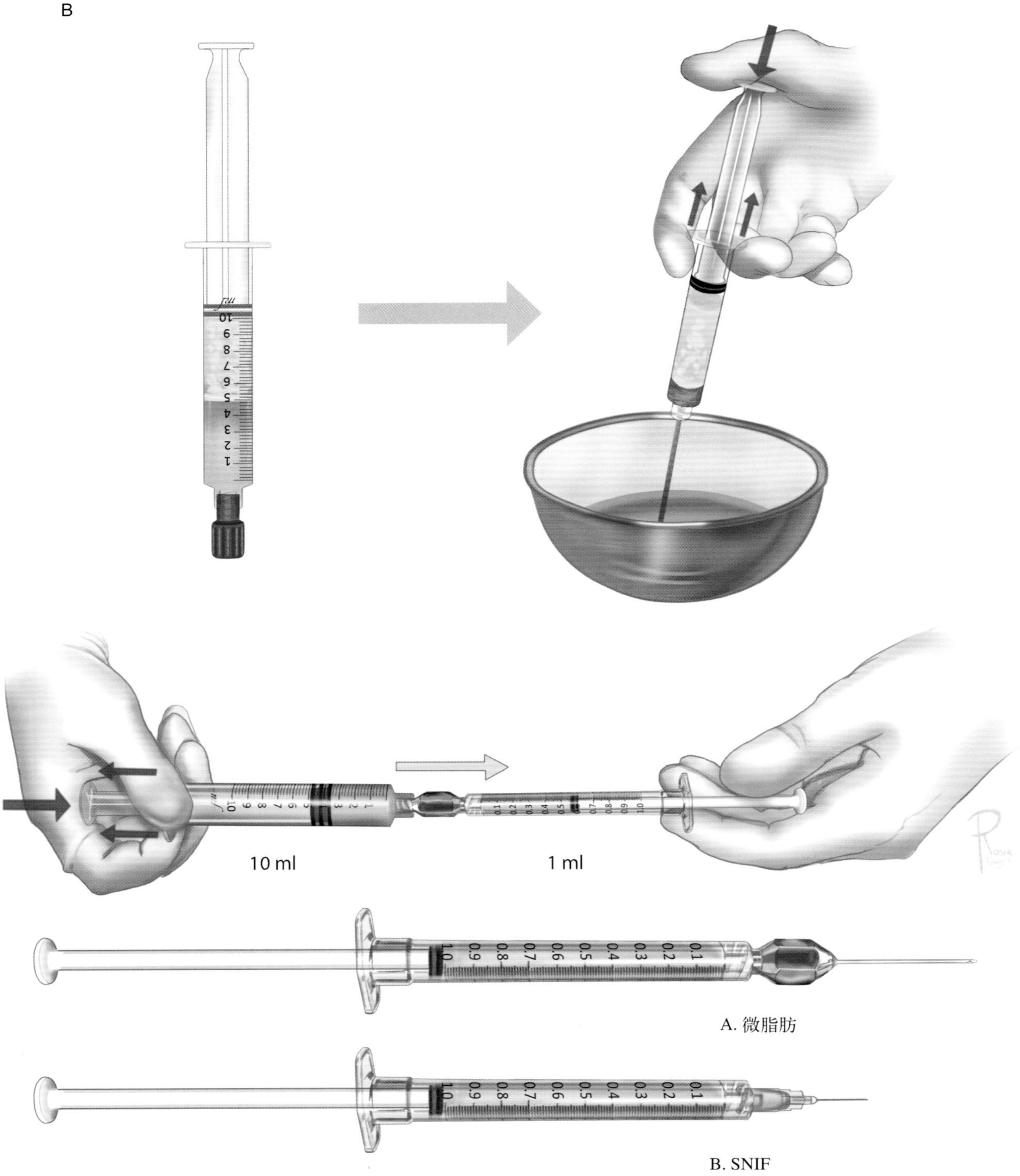

B

10 ml

1 ml

A. 微脂肪

B. SNIF

图 6-10（续） B. 此方法用于微脂肪移植和 SNIF 术，由于离心获取的脂肪更为紧密，容易在小型套管或注射器中引发阻塞

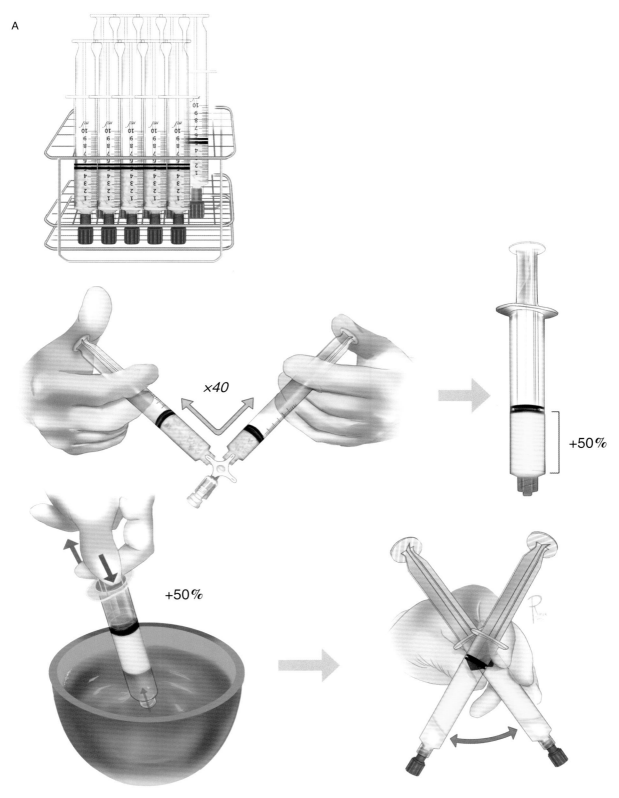

图 6-11 乳液或破裂脂肪。A. 将微脂肪（Microfat）移植物机械乳化后装入两个注射器，然后洗涤倾析

B

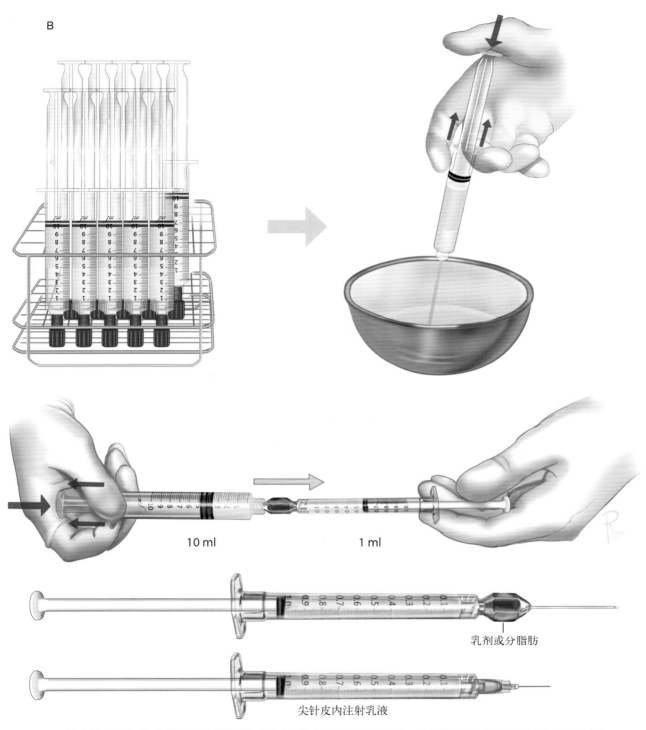

10 ml

1 ml

乳剂或分脂肪

尖针皮内注射乳液

图 6-11（续） B.注射可采用套管（乳剂或分脂肪）或注射器（SNIE，是指使用锋利的锐针在皮内注射乳剂）

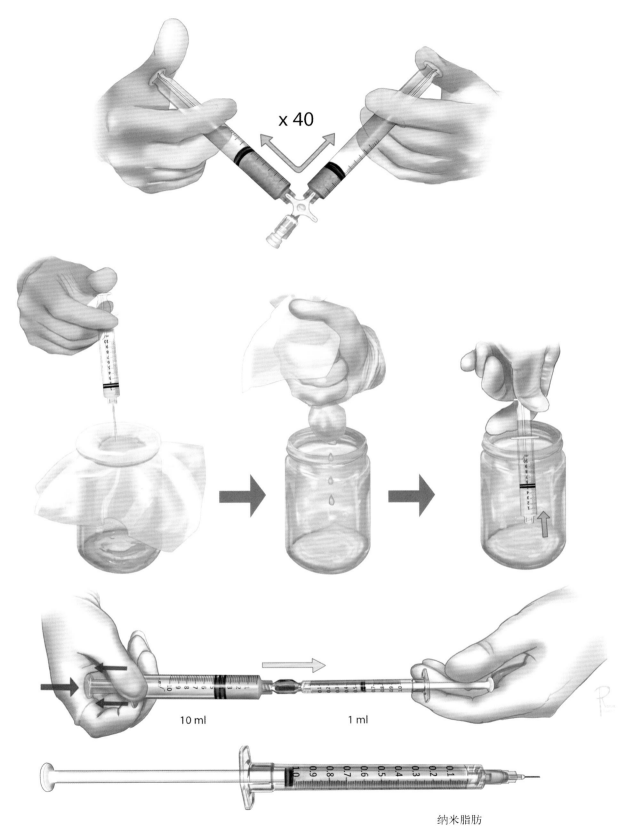

10 ml   1 ml

纳米脂肪

图 6-12 纳米脂肪移植：机械乳化，然后过滤。过滤后得到的液体被称为纳米脂肪。使用 27G 针管注射纳米脂肪

6.4 血小板类生长因子在面部年轻化中的应用

获取血小板时必须使用重力离心的振荡转子，以确保离心机内含血液的试管在旋转后保持完全水平。如果使用一个倾斜或立式转子，血小板会与红细胞发生撞击，试管的上部分就无法形成血小板。

当抽取血液时，必须确保针头未损害血管，否则变混浊，离心时血小板不会分离。针头刺入静脉管，使用含有柠檬酸的血液收集管抽取静脉血。也可以使用添加 2 ml 柠檬酸钠的 20 ml 注射器。

摇动混合物并将其放置在振动离心机，在 1 800 转 / 分的转速下离心 8 min（图 6-13A）。离心后，试管中出现 3 层，最高层是血小板和血浆；中间层是很薄、颜色较暗的白细胞，若不慎误吸这些白细胞会增加炎症反应；最下层是红细胞。

获得血小板后，将试管直立放置在架子上。顶部 1/3 是乏血小板血浆，中间 1/3 的血浆含有与血液浓度类似的血小板浓度；底部 1/3 含有高浓度血小板（PRP）。然后使用移液管从剩余物中分离出血小板。如果想要得到富含血浆的生长因子，可以丢弃上 2/3 部分的血小板。如果要在美塑疗法（又名中胚层疗法）中将血小板作为抗炎制剂，需要使用全部血小板（图 6-13B）。

获取血小板后，混合前需要激活。激活血小板时使用 1:20 氯化钙溶液，即将 1 ml 氯化钙加入到 20 ml 的血小板中（图 6-13B）。

当进行美塑疗法时必须快速进行操作。使用氯化钙激发血小板活性后，很快就会形成凝胶，这种溶解物就无法注射。如果省略激活这个过程，血小板进入体内后将会被胶原刺激激活。

血小板可与微脂肪、乳剂混合，也可与纳米脂肪混合。当进行美塑疗法时，将血小板和乳剂或纳米脂肪混合。血小板也可与维生素混合，在面部除皱术中使用仅包含抗炎血小板的混合物，或者在某些美塑疗法中使用血小板乳剂混合物。实施美塑疗法时，需要少量的部分 PRGF，有时也可添加维生素。所以，混合物的选择取决于每个患者的需求（图 6-13C）。

在面部除皱手术中，在皮肤分离区使用血小板抗炎和封闭伤口。

在皮肤高度受损的美塑疗法中，使用添加了维生素的血小板。

填充颧骨区、鼻唇沟和木偶纹时，使用含有乳剂或纳米脂肪的血小板混合物[5]。

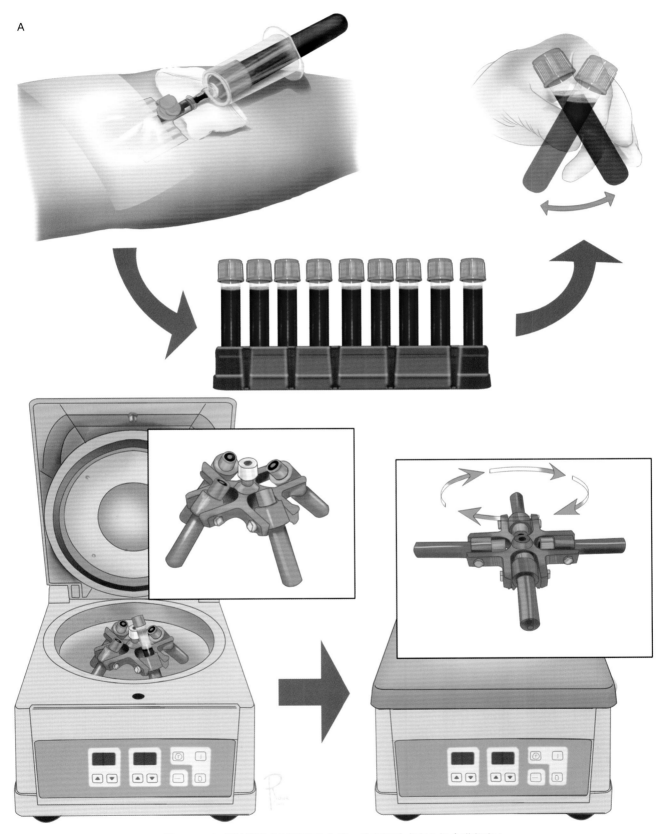

图 6-13　A. 用柠檬酸盐试管获取血液，并在振动式离心机中进行离心

B

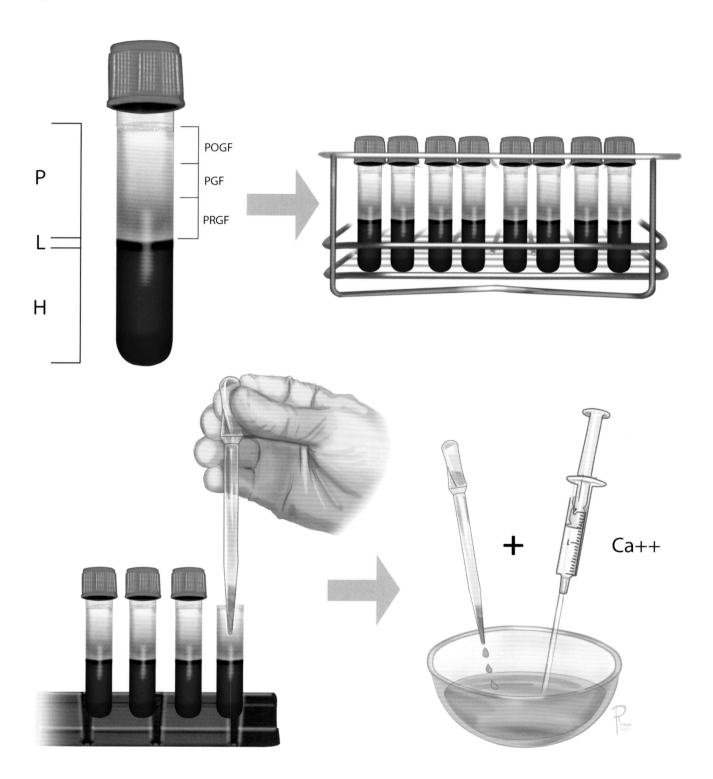

图 6-13（续） B. 离心后呈现三层，若需将血小板的 α 颗粒脱粒，就必须先激活

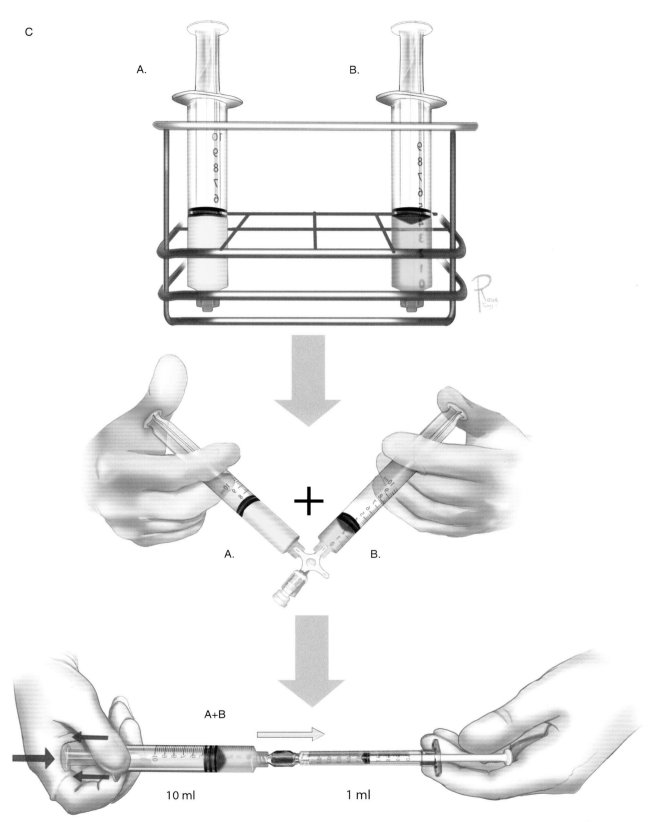

图 6-13（续） C.血小板可与脂肪、乳剂、纳米脂肪或维生素联合，用于关节注射

参·考·文·献

[1] Coleman SR. Facial augmentation with structural fat grafting. Clin Plast Surg. 2006;33:567–77.

[2] Lindenblatt N, van Hulle A, Verpaele AM, Tonnard PL. The role of microfat grafting in facial contouring. Aesthet Surg J. 2015;35:763–71.

[3] Zeltzer AA, Tonnard PL, Verpaele AM. Sharp-needle intradermal fat grafting (SNIF). Aesthet Surg J. 2012;32:554–61.

[4] Tonnard P, Verpaele A, Peeters G, Hamdi M, Cornelissen M, Declercq H. Nanofat grafting: basic research and clinical applications. Plast Reconstr Surg. 2013;132:1017–26.

[5] Serra-Mestre JM, Serra-Renom JM, Martinez L, Almadori A, D'Andrea F. Platelet-rich plasma mixed-fat grafting: a reasonable prosurvival strategy for fat grafts? Aesthetic Plast Surg. 2014;38:1041–9.

7

面部脂肪移植

Facial Fat Grafting

为获得最自然的术后效果，我们必须重新塑造面部轮廓。此步骤是对常规修复过度松弛的皮肤方法的补充，可以通过充填丢失组织体积的部位完成。

为保证面部精确容量移植脂肪的体积，必须考虑结缔组织筋膜分隔出的相关浅表和深部脂肪室，这些结构可以稳定皮肤穿支血管的血液供应[1]。

至于浅表脂肪室，其面中部主要由位于鼻唇脂（nasolabial fat，NLF）和浅层内侧面颊（superficial medial cheek，SMC）的脂肪室组成。而眶下脂肪室位于浅层内侧面颊上方和眼轮匝肌表面，此处淋巴引流似乎较弱。浅颊中部和颞侧的脂肪室位于外眦外侧。

深层脂肪室包括下眼轮匝肌脂肪（suborbicularis oculi fat，SOOF），拥有内侧和外侧脂肪室，深藏于下眼睑轮匝肌深面，并附于包裹着眼轮匝肌的表浅肌肉腱膜层（SMAS）的致密后方包膜。面中部的面颊中部深层（deep medial cheek，DMC）脂肪室，可分为位于鼻唇脂肪内侧和深部的中间部分和外侧部分（deep lateral cheek，DLC），这部分在面颊中部浅层的（SMC）深部，这可能是前颊突起改善手术中最为重要的解剖部位。填充此部位时，避免将脂肪放得太外侧，以免脂肪进入颊隐窝。颊侧

脂肪垫的颊侧延展线位于 DLC 的外侧[1-3]。

在下一章中，我们将按顺序从前额到颈部描述进行面部脂肪移植的区域分布（图 7-1）。

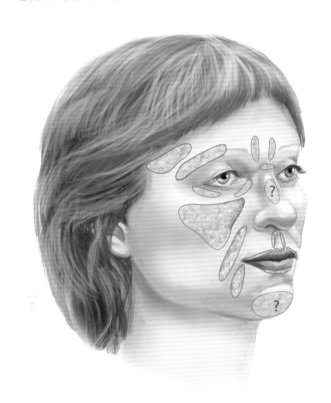

图 7-1　需要进行面部脂肪移植的区域。标志的区域是脂肪移植不常用的区域，但在特定病例和鼻整形术中仍旧有这些区域的应用

-- 参·考·文·献 --

[1] Rohrich RJ, Pessa JE. The fat compartments of the face: anatomy and clinical implications for cosmetic surgery. Plast Reconstr Surg. 2007;119:2219–27; discussion 2228–31.

[2] Gierloff M, Stöhring C, Buder T, Wiltfang J. The subcutaneous fat compartments in relation to aesthetically important facial folds and rhytides. J Plast Reconstr Aesthet Surg. 2012;65:1292–7.

[3] Surek CC, Beut J, Stephens R, Jelks G, Lamb J. Pertinent anatomy and analysis for midface volumizing procedures. Plast Reconstr Surg. 2015;135:818e–29.

8
额、颞区和眶周脂肪移植

Frontal, Temple, and Periorbital Fat Grafting

现有两种应用技术，能实现眶周区域和上面部1/3部位的体积恢复。首先是我们经常会遇到的问题，随年龄增长，脂肪作为众多充填物之一，填充或纠正该区域出现各种皱纹的应用给患者带来满意效果。

其次，脂肪注射是眶周年轻化技术中的革命性技术。此项技术不仅包括用眼睑成形术除去多余的皮肤和眼睑脂肪垫，并纠正整个眶周区域的容量丢失，改善邻近区域例如颧区、前额和颞区。

8.1 眉间皱纹

眉间纹可以分为以下3种：竖纹，由皱眉肌横头过度收缩所致；横纹，位于鼻根处，由降眉间肌肌肉过度收缩所致；斜纹，由皱眉肌斜肌部分和降眉肌形成[1, 2]。

在移植脂肪前，有必要矫正这些过度亢进的肌肉。可以通过在手术前10天注射肉毒杆菌毒素[3]矫正，或者使用上眼睑处的眼睑成形术切口，将皱眉肌和降眉间肌切除[4]。

使用锐针皮内脂肪移植技术，在皮内注射脂肪可以去除皱眉竖纹。注射入口点在皱眉竖纹的上部。脂肪注射量为每侧0.5~1 ml（图8-1A）。然后使用锐针皮下脂肪注射技术，从皱眉纹的另一端进行皮内注射（图8-1B）。如果这种方法不能去除皱眉竖纹，我们推荐在其表层的真皮处垂直向下注射乳剂（图8-1C）。在去除两条垂直皱眉竖纹后，要调整眉间区域。通过锐针皮内脂肪注射技术，进行皮下注射治疗鼻根处和中间区的皱眉横纹，直至将整个眉间区域和鼻根的皱纹完全纠正。

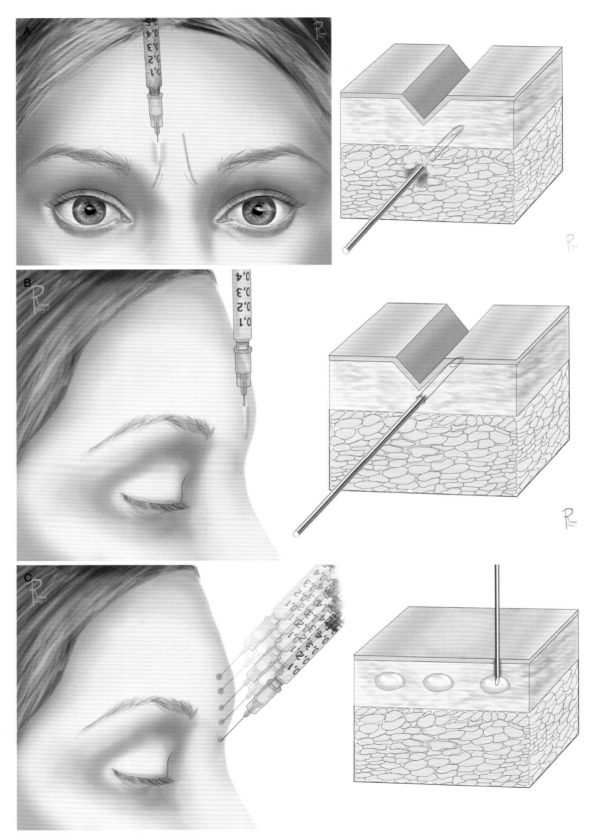

图 8-1　眉间皱眉纹。A. 使用锐针皮下脂肪移植技术进行皮下注射；B. 使用锐针皮内脂肪移植技术进行真皮内注射；C. 使用锐针皮内脂肪移植技术垂直向下注射乳剂

8.2 眉尾

为重塑眶缘并轻度抬高眉尾，首先需要标记眶上神经位点。沿着瞳孔垂直线上升并与眉毛相交的部位就是眶上神经。也可以触诊眶缘骨，沿着眶缘骨判断可注射的椭圆形区域。

首先，用 16G Abbocath 套管进行穿刺。然后利用套管，在这些区域的皮下注射精细脂肪，直至出现满意的治疗效果。如此操作后，仅需注射约 1 ml 的脂肪，就获得了良好的眉尾重塑效果（图 8-2）。

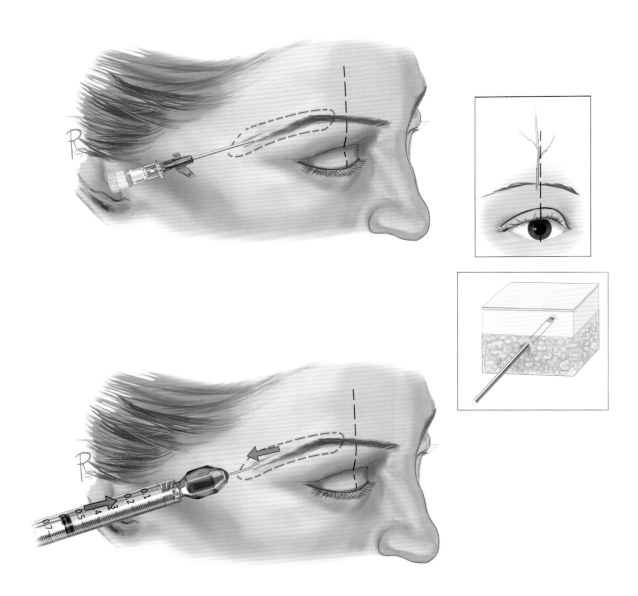

图 8-2　眉尾的上部用 Abbocath 导管穿刺。观察标记区域注射效果。下部用钝针头套管注射微脂肪

8.3 颞区

有时，也会在颞区进行微脂肪注射。插入 16G

Abbocath 导管，在抽吸后用套管进行皮下注射，并将脂肪均匀分布。操作需要谨慎，避免损伤任何静脉（图 8-3）。

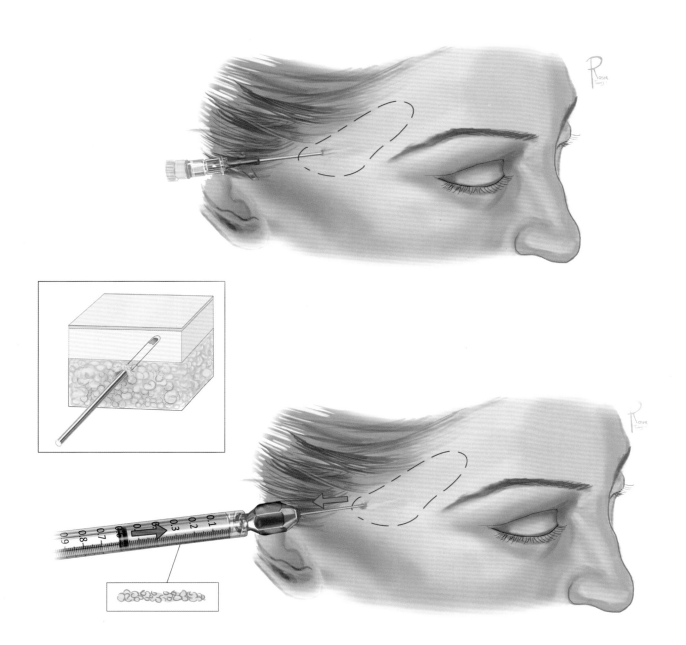

图 8.3　颞区：上部用 Abbocath 导管穿刺；下部用钝针头套管注射微脂肪

8.4 眼外缘鱼尾纹注射术

为了治疗出现在眼眶周围的鱼尾纹，首先沿着 整个眼眶的轨迹用套管注射微脂肪（图 8-4A）。然后用钝针在真皮下平面的扇形隧道中的每个皱纹处进行皮下脂肪移植（图 8-4B）。

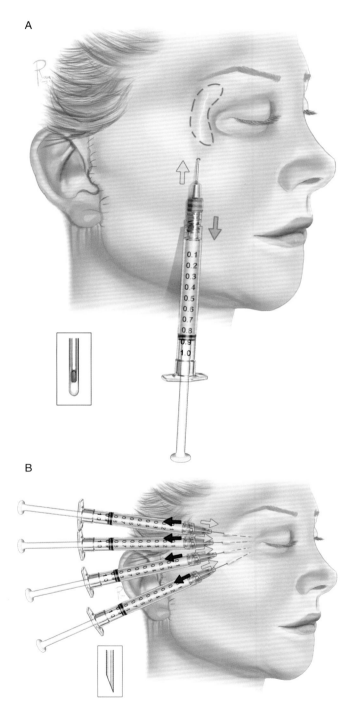

A

B

图 8-4　A. 为了治疗眼外缘上的鱼尾纹，首先需要用套管注射微脂肪；B. 在每一处皱纹上进行皮下脂肪移植

8.5 泪沟

泪沟或泪槽是眼内缘上的凹槽，由泪阜向下倾斜延伸而成，其位于鼻翼提肌和眼轮匝肌之间（图8-5A）。

通过套管注入乳剂修复泪槽。首先，在距离泪阜约2 cm处（位于泪槽末梢的顶端上）插入Abbocath导管，然后使用细套管注射乳剂，沿着泪槽痕迹向下填充整个泪槽。在操作过程中需要非常小心，同时只注射极少量的乳剂，通常在0.2~0.4 ml。将这种乳剂注射到皮下平面后，用手指轻轻地抚平。

在肤色较暗沉的情况下，首先将极少量的纳米脂肪[5]注入泪液槽上方的真皮中（图8-5B），然后用手指轻轻将其压平（图8-5C），必要的时候可以将乳剂注射到皮下平面（图8-5D）。

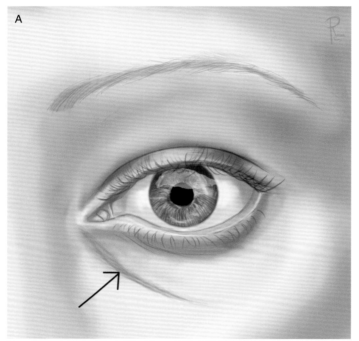

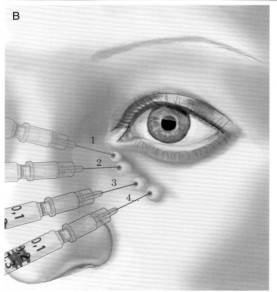

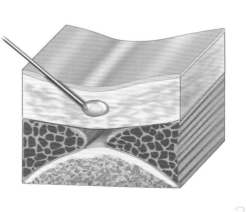

图8-5 泪槽。A.泪槽的位置；B.如果肤色较暗沉，可使用纳米脂或者SNIE移植

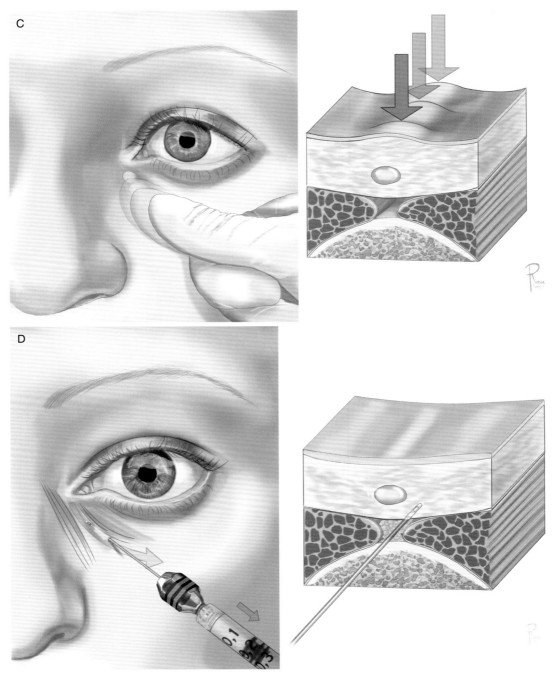

图 8-5（续） C. 在注射了纳米脂肪之后，可用手指轻轻地压平注射的区域；D. 使用细钝套管注射微脂肪或乳剂，修复该区域的容量减少

8.6 下眼睑脂肪垫凹陷和疝出以及下睑黑眼圈的治疗

患者想要去除眼睛下的多余脂肪，同时也想避免出现凹陷或黑眼圈（图 8-6A）。为了实现这一点，首选经结膜入路进行下眼睑成形术（图 8-6B、C）[6, 7]。虽然对下眼睑的多余皮肤的治疗非常保守，但必要时，可使用三氯乙酸皮肤剥离或不切除眼轮匝肌仅少量切除皮肤的紧缩技术，这样做可以维持中间层的完整性，减少巩膜外露或外翻的机会[8]。

经过这种调整后，即使解决了脂肪疝出的问题，评估眼睑的高度，保留过长也可能造成一种疲劳征象。因此，当前实施眶缘周围脂肪移植，可以降低下眼睑的高度。

借助套管和微脂肪，在眶缘下方进行微脂肪移植。值得注意的是，为避免出现不规则的情况，不能在眼睑中注射微脂肪，而是在朝向颧骨的眶缘部分使用。然后拔出套管，插入含有乳剂的套管注射器。随后轻轻地从眶缘上将乳剂植入稍微凹陷的眼睑区域，使其保持平坦，并联合眶缘脂肪注射（图 8-6D、E）。这样，通过使用乳剂和微脂肪的混合物，纠正下眼睑的高度并改善了肤色。如果需要调整凹陷的反向矢量，可以继续在颧骨区注射微脂肪。

在颧骨区进行脂肪移植所需的用量为：颧骨下方的眼眶边缘中注射 0.5~1 ml 的微脂肪，在眶缘上方注射 0.3~0.5 ml 的乳剂。

如果眼睛下方皮肤比较暗沉，可使用 27G 的针管将微量纳米脂肪（最多 0.3 ml 或 0.4 ml）注入真皮来改进肤色（图 8-6F）。随后用手指轻轻地抚平它，直到凹凸不平消失。这过程必须在脂肪注入深层之前完成，以防止按摩使注射到表皮深层的脂肪移位。

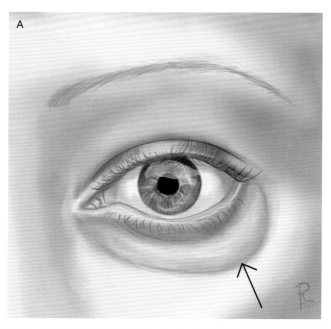

图 8-6　眼睑成形术和脂肪移植术。A. 下眼睑的最常见的老化模式

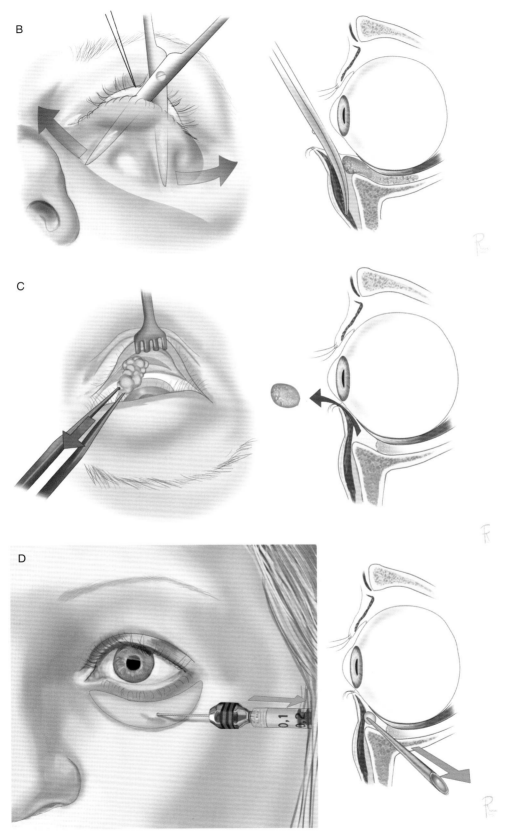

图 8-6（续） B. 弓状缘释放术有助于改善黑眼圈；C. 结膜入路眼袋整复；D. 在眼睑的区域中，从眼眶边缘向上注射乳剂

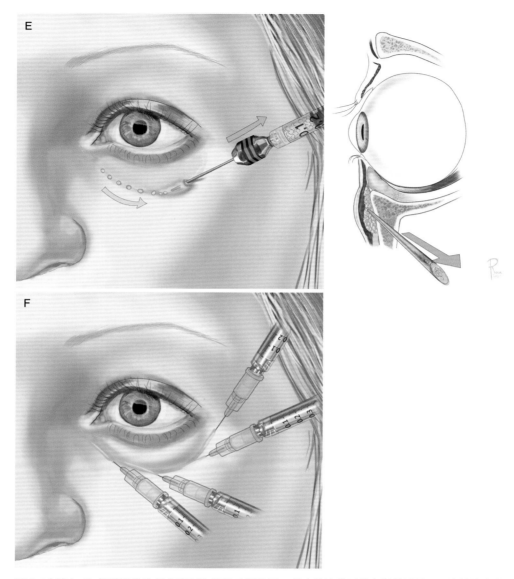

图 8-6（续） E. 将微脂肪注射在眼眶边缘以及颧骨区，以改善这些区域之间的过渡；F. 注射纳米脂肪或 SNIE 移植以改善下眼睑肤色

参·考·文·献

[1] Janis JE, Ghavami A, Lemmon JA, Leedy JE, Guyuron B. Anatomy of the corrugator supercilii muscle: part I. Corrugator topography. Plast Reconstr Surg. 2007;120:1647–53.

[2] Janis JE, Ghavami A, Lemmon JA, Leedy JE, Guyuron B. The anatomy of the corrugator supercilii muscle: part II. Supraorbital nerve branching patterns. Plast Reconstr Surg. 2008;121:233–40.

[3] Bassichis BA, Thomas JR. The use of Botox to treat glabellar rhytids. Facial Plast Surg Clin North Am. 2005;13:11–4.

[4] Knize DM. Transpalpebral approach to the corrugator supercilii and procerus muscles. Plast Reconstr Surg. 1995;95:52–60; discussion 61–2.

[5] Tonnard P, Verpaele A, Peeters G, et al. Nanofat grafting: basic research and clinical applications. Plast Reconstr Surg. 2013;132:1017–26.

[6] Perkins SW, Dyer 2nd WK, Simo F. Transconjunctival approach to lower eyelid blepharoplasty. Experience, indications, and technique in 300 patients. Arch Otolaryngol Head Neck Surg. 1994;120:172–7.

[7] Serra-Renom JM, Serra-Mestre JM. Periorbital rejuvenation to improve the negative vector with blepharoplasty and fat grafting in the malar area. Ophthal Plast Reconstr Surg. 2011;27:442–6.

[8] Kim EM, Bucky LP. Power of the pinch: pinch lower lid blepharoplasty. Ann Plast Surg. 2008;60:532–7.

9

颧骨区域：修复面部凹陷

Malar Area: Correction of the Facial Negative Vector

在我们看来，利用脂肪移植改善面部凹陷是面部年轻化中重要的用法。术语中的负性矢量（凹陷）是指颧骨脂肪隔室的下垂和萎缩。当从侧面看，或脸颊的角度小于角膜表面时，下睑就显得非常长[1-5]。

年轻人脸部的下眼睑很短，重塑过的充盈带曲线的面部轮廓从侧面看应小于角膜表面。因此，人们在微笑时，颧部的脂肪垫会上升，给人一种更年轻的印象。实现这些特点最有效的方法就是将中面部上部转凹为凸。

颧部脂肪移植术也有助于使两颧骨对称。实际上，颧部脂肪移植术是唯一能够帮助我们保持颧骨均衡的技术。得益于脂肪血管基质片段的性能，注射后皮肤的质量也会得到改善[4]。

9.1 颧部脂肪移植术

对于颧部脂肪移植，常使用两个注射点。第一个进针点位于颧弓水平面上的外眦角下 2 cm 处。使用 14G Abbocath 导管针，我们推荐 Coleman 套管针一个注射点。同时，斜跨过颧区，形成一个深的扇形隧道，从眶边缘向下填充，直达鼻子外部和鼻唇沟。建议采用套管边回撤边注射，这个点的剂量一般在 5~7 ml。

第二个进针点在口角水平上的鼻唇沟下方，使用一个 14G Abbocath 导管向上插入。然后利用科尔曼套管针分离形成 3 个、4 个或 5 个扇形隧道，直到获得合适的形态（图 9-1）。值得注意的是，不要将微脂肪注入下眼睑，否则可能会引起囊肿[4,5]。

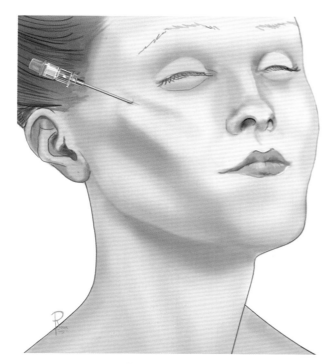 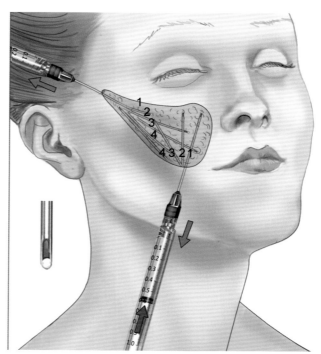

图 9-1　使用一个钝头含有微脂肪的套管来进行颧部脂肪移植。"1~4"是指注射脂肪时的顺序和注射点

------------------------------------ 参·考·文·献 ------------------------------------

[1] Pessa JE, Desvigne LD, Zadoo VP. Changes in ocular globe-to orbital rim position with age: implications for aesthetic blepharoplasty of the lower eyelids. Aesthetic Plast Surg. 1999; 23:337–42.

[2] Yaremchuk MJ. Subperiosteal and full-thickness skin rhytidectomy. Plast Reconstr Surg. 2001;107:1045–57.

[3] Shaw Jr RB, Katzel EB, Koltz PF, Yaremchuk MJ, Girotto JA, Kahn DM, Langstein HN. Aging of the facial skeleton: aesthetic implications and rejuvenation strategies. Plast Reconstr Surg. 2011;127:374–83.

[4] Serra-Renom JM, Serra-Mestre JM. Periorbital rejuvenation to improve the negative vector with blepharoplasty and fat grafting in the malar area. Ophthal Plast Reconstr Surg. 2011;27:442–6.

[5] Rohrich RJ, Ghavami A, Constantine FC, Unger J, Mojallal A. Liftand-fill face lift: integrating the fat compartments. Plast Reconstr Surg. 2014;133:756e–67e.

10
鼻唇沟和唇颏皱褶

Nasolabial Folds and Labiomental Creases

鼻唇沟和唇颏皱褶的加深是一种常见的面部老化征象。虽然提拉技术可以帮助解决这些皱褶的重力因素，但无法纠正高龄患者的容量丢失或者重力造成的改变，这些改变使口周的鼻唇沟和唇颏皱褶显著加深[1, 2]。

为此，这两个区域曾经使用许多不同的填充材料。填充材料的选择主要是基于皱纹的深度、皮肤的质量和患者对于术后持久性效果的要求。

然而，在这些区域，应用自体脂肪移植的效果却一直不如其他部位。在某种意义上，这是因为套管注射虽然提供了容量并且提升了外表美观，但是对于轮廓成形却无明显效果。当单独使用套管修复显著的、长期存在的中央皱褶时，我们发现即使手术成功，短期后仍会出现皱纹。在这些病例中，尝试填充皱纹并未取得十分令人满意的美容效果。

不过我们现在又有了一种新型微脂肪的注射方式，那就是结合使用套管和可以注射更浅表的细尖针[3]。

两种注射技术的结合优于单独在皮下平面使用套管注射。将皱纹轴线上的纵向注射和横向、垂直注射相结合，不仅增强了凹槽或皱纹的填充效果，同时还可避免周围的组织因缺乏支撑而向内折叠，从而防止皱纹再次产生。

10.1 鼻唇沟

我们先使用 14G Abbocath 细套管针在鼻唇沟末端插入形成一个注射点。首先，我们建议套管针直抵鼻翼根部，接着边回撤边注入微脂。我们在皮下层注射 1~2 ml 的微脂肪填充鼻唇沟（图 10-1A）。然后，我们在垂直于鼻唇沟的皮下，每 1 cm 长用尖锐的针头进行非常浅表的真皮内及皮下脂肪移植（SNIF）（图 10-1B）。一些较深的中心皱纹，在实施上述操作后中心线仍然存在的情况下，会平行于皱褶，轻柔地用尖针皮内脂肪移植或乳化注射（图 10-1C）。

10.2 木偶纹

首先，我们沿着木偶纹或凹陷位置标记出要进行移植的区域。然后，借助 14G Abbocath 导管针，将套管沿着木偶纹斜行方向放置。用最多 1~2 ml 的脂肪量，在 2 个或 3 个皮下通道内进行脂肪移植，以便填补整个皱褶。然后，使用锐针皮内脂肪移植技术，我们在真皮下方每间隔 1 cm 宽的地方完成 3~4 次皮内注射，每次注射 2 ml 或 3 ml 来填充凹陷（图 10-2）。

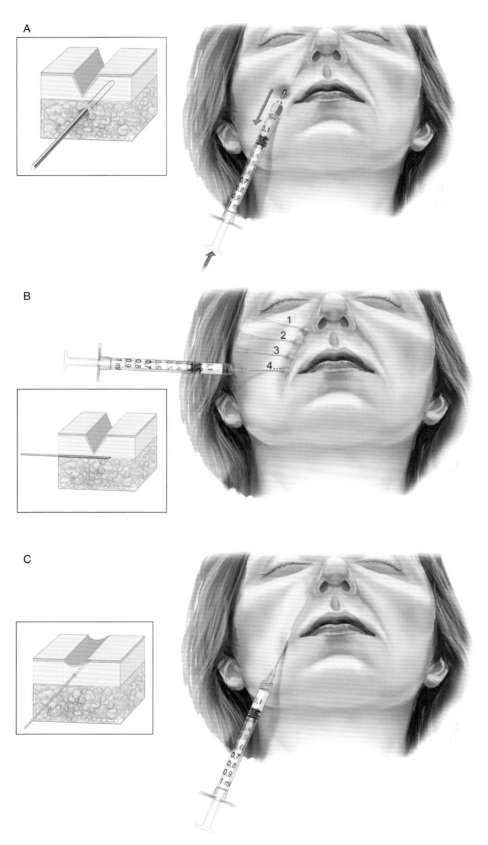

图 10-1　鼻唇沟。A. 皮下注射微脂肪；B. 间隔 1 cm 宽，多个垂直皱纹的尖套管针脂肪注射。"1~4"是指在该区域中注射脂肪时的顺序和注射点；C. 如果皱纹尚未清除，则额外进行锐针皮内脂肪移植

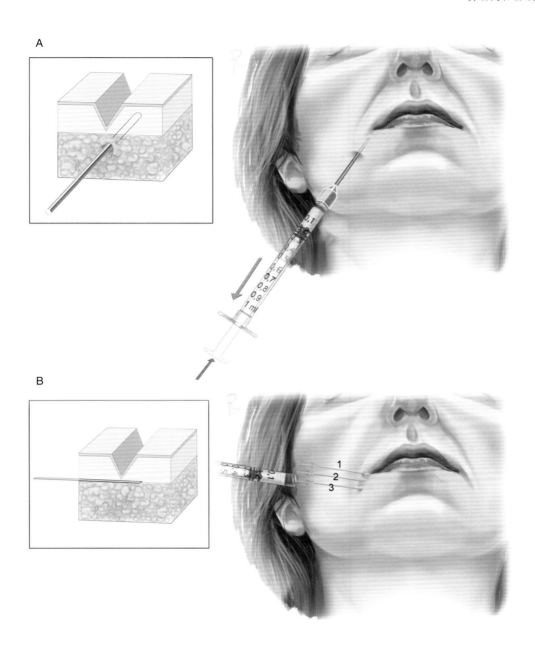

图 10-2　木偶纹。A. 皮下注射微脂肪；B. 垂直方向的尖针皮内脂肪移植。"1~3"是指在该区域中注射脂肪时的顺序和注射点

· 参·考·文·献 ·

[1]　Rohrich RJ, Ghavami A, Constantine FC, Unger J, Mojallal A. Liftand-fill face lift: integrating the fat compartments. Plast Reconstr Surg. 2014;133:756e–67.

[2]　Pezeshk RA, Stark RY, Small KH, Unger JG, Rohrich RJ. Role of autologous fat transfer to the superficial fat compartments for perioral rejuvenation. Plast Reconstr Surg. 2015;136:301e–9.

[3]　Zeltzer AA, Tonnard PL, Verpaele AM. Sharp-needle intradermal fat grafting (SNIF). Aesthet Surg J. 2012;32:554–61.

11
唇和口周区

Lips and the Perioral Area

唇是一个需要特别注意不要造成畸形和过度矫正的区域。我们倾向于沿着红唇的边缘，在非常浅表的皮下层使用锐针皮内脂肪移植（SNIF）。这是由于我们想让红唇上缘在术后呈现出像丘比特弓一样的形状（图 11-1B）。我们注入 1 ml 的微脂肪来填充并提高丘比特弓状线条（图 11.1A）。然后，我们利用尖针皮下脂肪移植填充两条人中嵴。我们在每条人中嵴皮下注射约 0.5 ml 的脂肪（图 11-1B）。这种做法略微缩短了嘴唇，产生更年轻的征象。

然后进行垂直的口周纹的真皮－皮下填充。其中微脂肪用于较深的纹路，乳剂用于较浅表纹路的尖针皮内脂肪移植（图 11-1C）。在下唇中，还会在下唇中心部分的丘比特线进行非常浅的皮下注射，即红唇线的皮肤黏膜下，剂量约 3 ml（图 11-1D）。真皮－皮下注射是为了提升效果。

在某些情况下，我们使用微脂肪进行脂肪移植，在肌肉水平填充唇部体积[1, 2]，但总体来说，我们不倾向于增加唇的体积。

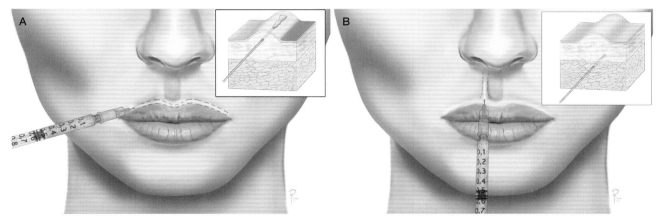

图 11-1　唇和口周的年轻化。A. 在丘比特线和上唇的红唇边缘线进行尖针皮下脂肪移植；B. 在双侧人中嵴柱中进行尖针皮下脂肪移植

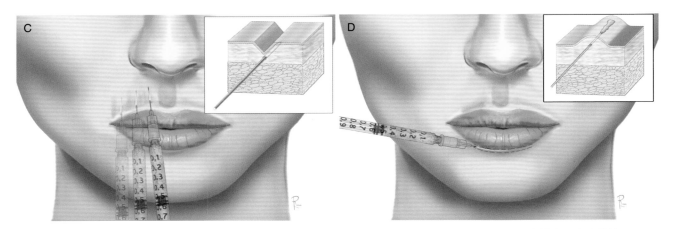

图 11-1（续） C. 微脂肪用于较深的口周纹路，乳剂用于较浅的纹路；D. 在下唇的红唇边缘进行尖针皮下脂肪移植

参·考·文·献

[1] Gatti JE. Permanent lip augmentation with serial fat grafting. Ann Plast Surg. 1999;42:376–80.

[2] Segall L, Ellis DA. Therapeutic options for lip augmentation. Facial Plast Surg Clin North Am. 2007;15:485–90.

12
颏成形术和下颌区

Mentoplasty and Mandibular Area

在本章中，我们讲述两种对面部轮廓的整体外观有重要影响的技术。颏部是面部下 1/3 中最突出的结构。对于那些需要轻微或中度矫正的颏部，且不愿意接受异体材料或其他技术改善这一部位的患者来说，进行脂肪移植是一种简单有效地达成疗效的手段。本章描述的脂肪移植技术是进行鼻整形手术后使面部轮廓协调的一种非常好的补充方式。虽然面部年轻化技术能实现对双下巴的纠正，但在这个区域注射脂肪不仅能提升疗效，还有助于防止术后脂肪容量减少，并推迟复发的时间 [1, 2]。

12.1 颏成形术

这种脂肪移植技术可与鼻整形术联用或单独使用。当其与鼻整形联用时，首先完成鼻锥体重塑，然后进行轮廓手术设计。

如果需要进行下颌前突手术，首先在下颌骨边缘从颏部的一侧到另一侧用线标记（图 12-1A）。然后绘制一条垂直线（图 12-1B），接着在实施脂肪移植的整个区域绘制一个尽可能对称的椭圆，并牢记中线位置（图 12-1C）。

用 14G Abbocath 导管从口角向下的垂直线与下颌骨边缘的水平线交叉处做出两个注射点。随后，用含有微脂肪的科尔曼套管针进行深部交叉脂肪移植（图 12.1D）。

通常重塑下颌需要的微脂剂量为每侧 2~3 ml，也就是说，总共需要微脂的剂量为 4~6 ml。值得注意的是，不需改变下唇和下颌之间的凹度和下颌的凸度。

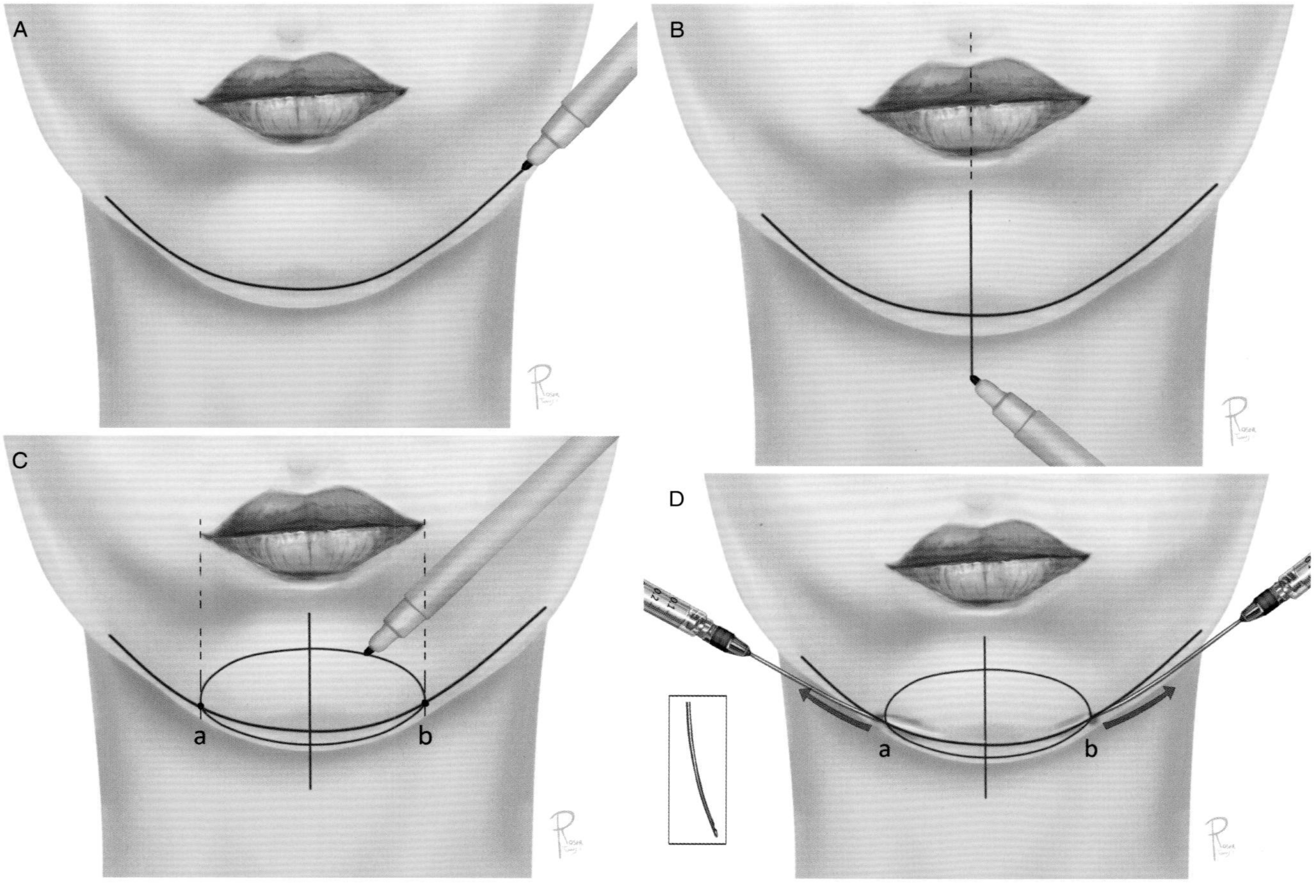

图 12-1 颏成形术。在这个注射区域谨慎地精确标记十分重要，如下所示。A. 第一条线标记下颌骨边界；B. 中心垂直线将下颌分为对称的两个区域；C. 如图所示，根据口角对应位置经 a 点到 b 点绘制椭圆的球形；D. 在两个注射点进行交叉脂肪移植

12.2 下颌侧嵴再吸收

随着年龄的增长，整个面部骨骼和下颚会出现

骨吸收的表现。有时下颌和前颏的两侧会出现明显的凹陷（图 12-2A）。这种状况可以通过套管针在下颌的两侧水平注射微脂肪来纠正（图 12-2B、C）。

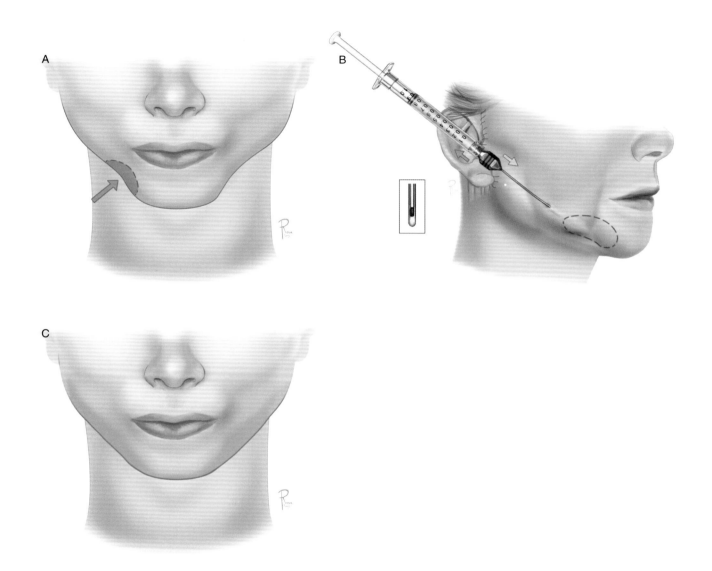

图 12-2　下颌骨侧嵴吸收的脂肪填充术。A. 术前视图；B. 使用套管注射微脂肪；C. 纠正缺陷

参·考·文·献

[1] Metzinger S, Parrish J, Guerra A, Zeph R. Autologous fat grafting to the lower one-third of the face. Facial Plast Surg. 2012; 28:21–33.

[2] Endara MR, Allred LJ, Han KD, Baker SB. Applications of fat grafting in facial aesthetic skeletal surgery. Aesthet Surg J. 2014; 34:363–73.

13
鼻脂肪充填

Nasal Lipofilling

为明确在鼻锥体任意区域进行皮下脂肪移植的目标，术前进行完整的病史采集十分重要。

这种继发鼻成形术的技术特别有效[1, 2]。如果出现侧方凹陷，可以准确标记后进行脂肪移植；如果是中央凹陷，可以精确地标记出手术的位置。另外，如果需要贯穿整个鼻背，应限定范围以了解实施脂肪移植术的具体部位。

一旦完成手术设计，就开始对鼻腔和鼻孔消毒。用 Abbocath 导管在鼻翼软三角和鼻翼软骨之间的皱襞上形成注射点（图 13-1A）。如果只有一侧的鼻需要接受治疗，应进入该侧的鼻翼皱襞的一半处治疗侧面的凹陷。如果想要治疗整个鼻背，那么应在双侧鼻翼皱襞的最内侧形成两个注射点。

入口形成后，我们建议用 Coleman 套管针到达我们想要的点，然后纵向拔除时填充缺陷。套管针必须做到无创进入，避免刺穿皮肤。微脂肪使用的剂量非常小：1~2 cm（图 13-1B）。

如果手术部位有凹陷或瘢痕粘连，在完成微脂肪的注射后，在外部将乳剂注射入真皮层和粘连处（图 13-1C）。

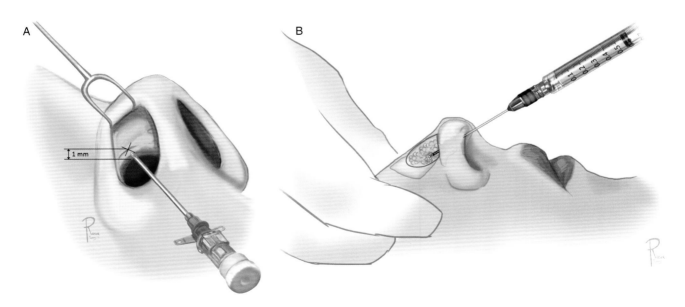

图 13-1　鼻锥体。A. 用 Abbocath 导管在鼻翼皱襞上进针点；B. 进行微脂肪移植以矫正凹陷

C

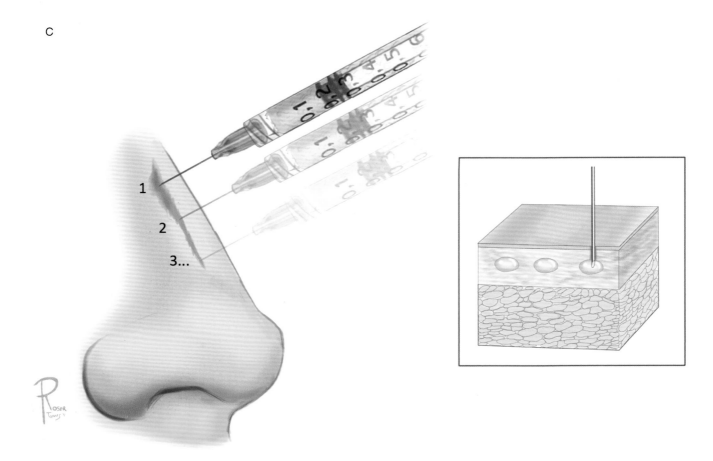

图 13-1（续） C. 如果还存在凹陷或瘢痕挛缩，使用细针进行附加乳剂注射（SNIE）。"1~3"是指当注射脂肪时使用的进针点

参·考·文·献

[1] Baptista C, Nguyen PS, Desouches C, Magalon G, Bardot J, Casanova D. Correction of sequelae of rhinoplasty by lipofilling. J Plast Reconstr Aesthet Surg. 2013;66:805–11.

[2] Bénateau H, Rocha CS, Rocha Fde S, Veyssiere A. Treatment of the nasal abnormalities of Hallermann-Streiff syndrome by lipofilling. Int J Oral Maxillofac Surg. 2015;44:1246–9.

14
颈部注脂术

Neck or Cervical Lipofilling

使用微脂肪行锐针真皮内脂肪移植（SNIF）处理颈部横纹，注射时要贯穿整条皱纹。在注射时需格外小心，要避开血管，因为这是一个危险的区域。在注射前必须先进行回抽（图 14-1）。

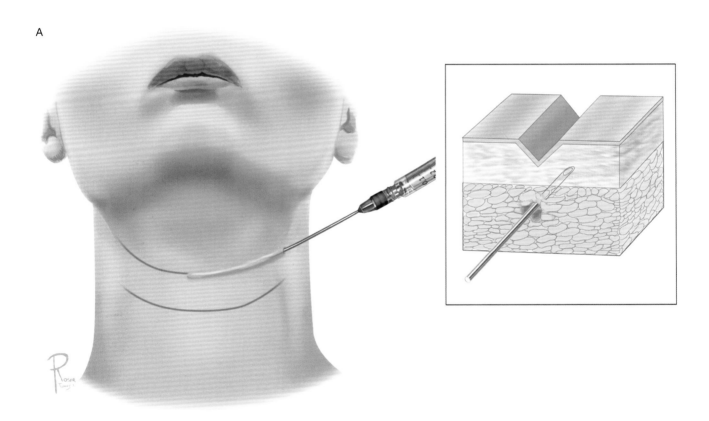

图 14-1　颈部皱纹纠正。A.使用套管进行浅表皮下微脂肪移植

B

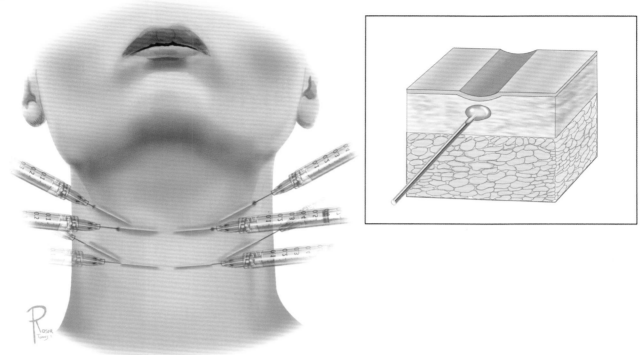

图 14-1（续） B. 使用微脂或乳剂进行皮内 SNIF 注射

15
面部美塑治疗（中胚层疗法）

Facial Mesotherapy

面部中胚层疗法是一种通过皮内或经皮肤注射可溶性制剂，例如多种维生素溶液、顺势疗法药物和其他公认能改善皮肤老化迹象的生物活性物质来修复皮肤的技术[1]。

脂肪注射对肿瘤手术放射治疗的皮肤获得良好的再生效果[2-4]。这拓展了脂肪和血管基质片段在皮肤年轻化领域的应用。近年来，我们进行了面部区域和手部皮肤年轻化方面的研究，并且在改善皮肤质量方面取得了显著的进展[5-9]。

虽然脂肪或者某些成分在皮肤年轻化的确切作用仍然未知，但研究结果表明，脂肪及基质成分不仅可促进毛细血管新生，而且可以促进弹性胶原纤维新生和结构重排[6-8]。

我们根据每个患者的需要单独或组合使用乳剂、富血小板血浆或维生素实施中胚层疗法。不仅希望用乳剂实施中胚层治疗后改善皮肤，并使其再生，还希望联合使用血小板获得直接的抗炎效果，减轻面部除皱手术中的肿胀。我们可以将维生素添加到乳剂中滋养真皮，或将血小板和维生素加入乳剂中。这也是最常用的三种组合方式（图 15-1）。

选择好最适合的混合乳剂（乳液＋血小板、乳液＋维生素或乳液＋血小板＋维生素）之后，从颧弓向下鼻唇沟覆盖整个颧骨，从该点向上贯穿颞区通向颞肌顶部，绘制整个脸颊曲边扇形的张力线（图 15-2）。

也可以在前额中或任何我们想要滋养皮肤的面部区域进行。通过使用 23G 钝针，呈放射状，以半厘米的针距，2 mm 的间隔在真皮内注射乳剂混合物，其中每次只注射一小滴制剂。最后，应用软膏、油或乳膏来舒缓治疗区域，例如玫瑰精油或芦荟霜的制剂。冷敷也极为有用。如果中胚层疗法是治疗的一部分，并且患者已经达到镇静状态，则不需要其他麻醉剂。如果在门诊患者中进行中胚层疗法，则需要预先使用局部麻醉剂并对眶下神经和颞神经行局部阻滞。

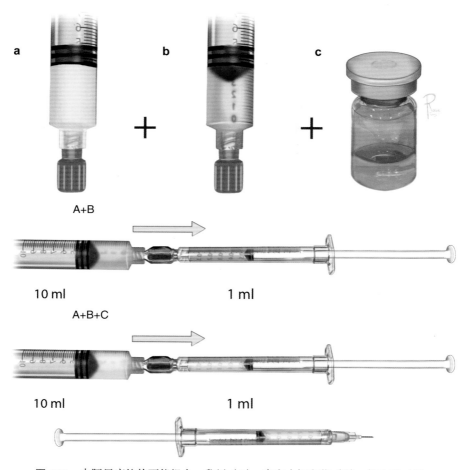

图 15.1 中胚层疗法的可能组合：乳剂（A）、富血小板血浆（B）、维生素（C）

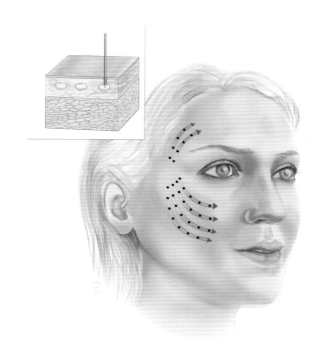

图 15-2 面部美塑疗法最常见注射部位的分布

参·考·文·献

[1] Atiyeh BS, Ibrahim AE, Dibo SA. Cosmetic mesotherapy: between scientific evidence, science fiction, and lucrative business. Aesthetic Plast Surg. 2008;32:842–9.

[2] Rigotti G, Marchi A, Galie M, Baroni G, Benati D, Krampera M, et al. Clinical treatment of radiotherapy tissue damage by lipoaspirate transplant: a healing process mediated by adipose-derived adult stem cells. Plast Reconstr Surg. 2007;119:1409–22.

[3] Phulpin B, Gangloff P, Tran N, Bravetti P, Merlin JL, Dolivet G. Rehabilitation of irradiated head and neck tissues by autologous fat transplantation. Plast Reconstr Surg. 2009;123:1187–97.

[4] Serra-Renom JM, Muñoz-Olmo JL, Serra-Mestre JM. Fat grafting in postmastectomy breast reconstruction with expanders and prostheses in patients who have received radiotherapy: formation of new subcutaneous tissue. Plast Reconstr Surg. 2010;125:12–8.

[5] Coleman SR. Structural fat grafting: more than a permanent filler. Plast Reconstr Surg. 2006;118(3 Suppl):108S–20.

[6] Jeong JH. Adipose stem cells and skin repair. Curr Stem Cell Res Ther. 2010;5:137–40.

[7] Cohen SR, Mailey B. Adipocyte-derived stem and regenerative cells in facial rejuvenation. Clin Plast Surg. 2012;39:453–64.

[8] Charles-de-Sá L, Gontijo-de-Amorim NF, Maeda Takiya C, Borojevic R, Benati D, Bernardi P, et al. Antiaging treatment of the facial skin by fat graft and adipose-derived stem cells. Plast Reconstr Surg. 2015;135:999–1009.

[9] Villanueva NL, Hill SM, Small KH, Rohrich RJ. Technical refinements in autologous hand rejuvenation. Plast Reconstr Surg. 2015;136:1175–9.

16
面部除皱手术

Facelift

面部除皱手术的概念基于 2 个主要因素。一个是年龄增长之后的重力因素：如韧带伸展，组织趋于下降。这种作用在颧颊部和颈部尤为明显[1]。另一个是由于面部骨骼的变化和再吸收引起的容量损失[2]，以及面部脂肪室的萎缩[3]。这种变化和其他变化一起，会导致眼眶渐渐变大，额部区域渐渐失去容量，同时面部结构的体积减小。这些被称为容量因素。

使用任何面部除皱技术时，都必须考虑以下因素：①去除松弛多余的皮肤，但不过度解剖组织，以免在进行容量治疗术时（包括使用微脂肪、乳剂、SNIE/SNIF 和纳米脂肪）不能实施。②同样避免大面积面部除皱手术遗留明显迹象，例如头皮瘢痕导致的秃发，或因拉伸导致的鬓角缺失和颈部水平的条带。尽管可以尽可能尝试将其遮挡起来或尽可能减少不良影响，但发际线上的瘢痕应尽力避免，因为它们时常会被看见。有时甚至会看到凹陷或变得肥厚。另外，绝对不允许由于皮肤张力导致耳廓向前倾斜或者耳垂变长的情况出现。下面我们将描述几个兼顾了这两项原则的除皱技术。

16.1 下蒂舌状浅表肌肉腱膜系统（SMAS）皮瓣面部除皱术

正如作者所述[4]，这种技术与侧面 SMAS 切除术有相同的原理和益处。然而，这种技术替代

SMAS 切除术形成下方为蒂轴点的舌状皮瓣转位到乳突，以改善鼻唇沟和面颊的外观，并且在面部提升手术也可增强颈部轮廓。

该技术的另一个优点是，它不需要广泛剥离 SMAS，它不会将 SMAS 从面颊分离，并能够保护血管形成。这避免产生双瘢痕平面，并使我们能在面部的中心区域进行脂肪移植。

16.1.1 肿胀液的浸润

肿胀液会浸润皮肤剥离的皮下区域。它的范围超过腮腺区域或稍宽，从耳根上方鬓角水平开始，未达到发际线，扩散到耳后但没有远到耳后肌的发际线（图 16-1A、B）。

术前，于面颊注射肿胀液。同时，会在颈部周围、下颌骨边缘，上至耳垂部整个区域注射肿胀液（图 16-1C）。肿胀液的成分包括 1∶200 000 的肾上腺素和利多卡因。

16.1.2 颈部轮廓

评估术前颈部的状态以及检查皮肤松弛度非常重要。通过视诊和触诊，确定患者是否含有皮下脂肪成分。还应评估颈阔肌的前部和后部肌带，通过要求患者进行颈阔肌收缩动作的对抗试验，评估颈部进行外科手术的可能性（图 16-2A）。

做出诊断之后，使用一个 3 mm 扁平套管非侵袭性吸脂技术在未超过舌骨的颈部区域进行潜行分离，以免皮肤出现不规则和粘连。还尝试保留与皮

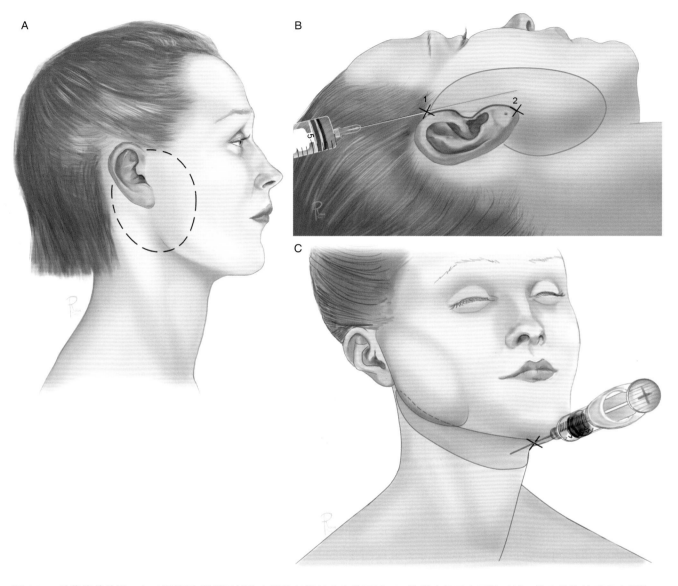

图 16-1　肿胀液的渗透。A. 对面颊和耳后区域的皮肤进行潜行分离的区域；B. 注射点位于在耳前区域，注入肿胀液后产生肿胀；C. 在颈部、下颌骨边缘，上至耳垂下方整个区域注入肿胀液。如图所示，"1"和"2"表示用于在耳前区域中产生肿胀的注射点

肤组织密切相连的一层皮下脂肪。

　　通过三个注射点完成这个操作十分简单：一个在颏下褶皱的水平，另两个在每个耳垂最低点与面部相交的水平（图 16.2B）。

　　必要的时候，在颏下褶皱的水平做一个切口以治疗颈阔肌。这个切口的选取不在褶皱点，而应距其 2 mm 远，以便隐藏瘢痕，在皮肤伸展时不会出现在侧方（图 16-2C）。

　　随后，在冷光源牵开器的帮助下，用眼科剪

剥离整个皮下平面（图 16-2D）。利用三角形切口实施皮下和颈阔肌上的剥离手术，分离颈阔肌的前缘和两侧颈阔肌带，最后到达舌骨停止（图 16-2E）。

　　在舌骨的水平上，在其每侧颈阔肌带各做两个 2 cm 的切口，这样当两侧颈阔肌在中线缝合后不会有多余的组织（图 16-2F）。中部折叠后缝合 4~5 针。我们从来不切除两侧颈阔肌带，因为它们可能附着于皮肤，那样做极不利于美观。

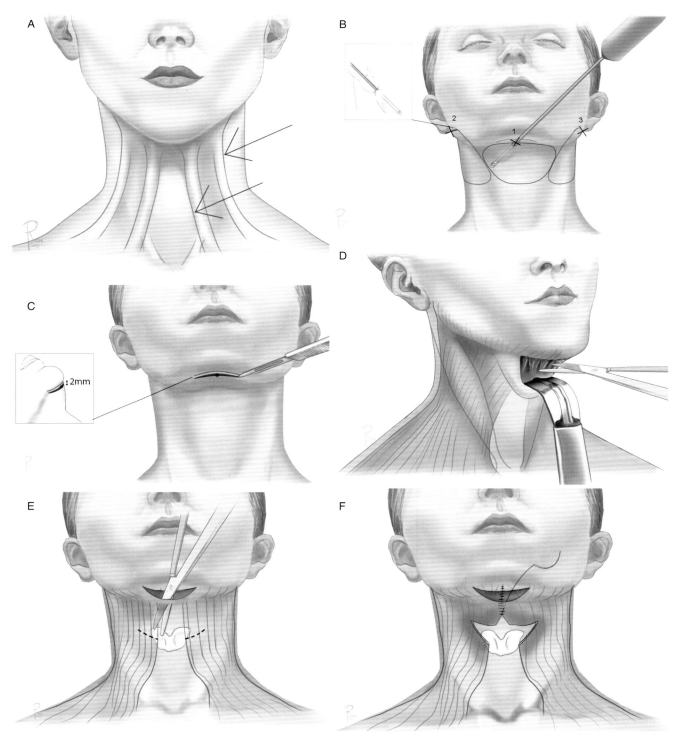

图 16-2　颈部轮廓。A. 对颈部区域进行术前分析评估，箭头指示颈阔肌带；B. 在颈部和下颌进行无创脂肪抽吸，"1~3"表示进行颈部的脂肪抽吸的注射点；C. 颏下切口；D. 进行皮下解剖；E. 在舌骨水平行肌肉切开；F. 在舌骨水平切开肌肉后行中线折叠缝合

16.1.3 皮下潜行分离

耳前切口始于耳的最高点。这个切口位于耳屏上边缘后的 1 mm，然后沿着耳的轮廓延伸至耳垂（图 16-3A、B）。

随后，在皮肤下方的皮瓣中留下少许脂肪组织后，用手术刀或整形剪刀解剖整个标记区域（图 16-3C、D）。直至剥离到腮腺前缘，必要情况下，在冷光源的帮助下，剥离的范围可适当扩大（图 16-3E）。

接着，将耳廓向前弯曲标记耳后切口。这个切口不是准确地在耳后褶皱上，而是高出 0.5 cm，这

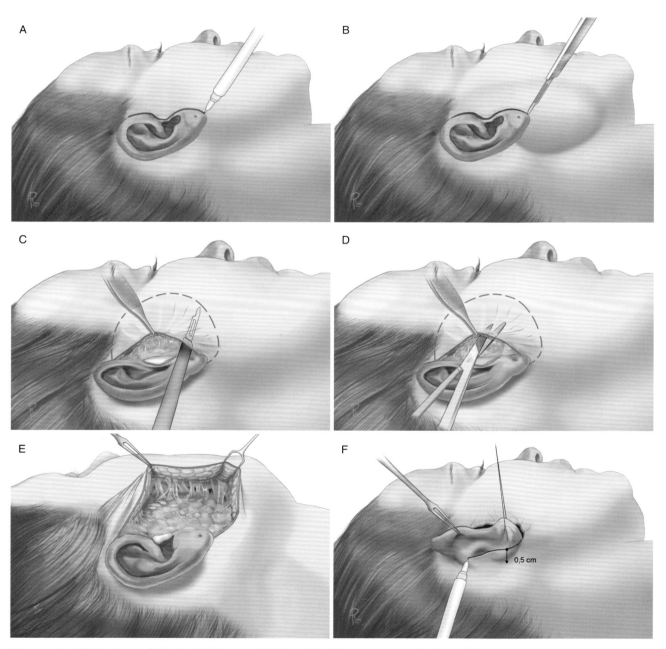

图 16-3　皮下潜行分离。A. 标记；B. 耳前切口；C. 用手术刀或整形剪刀在 SMAS 上进行皮下剥离；D、E. 暴露 SMAS；F. 耳后标记

样当皮肤伸展时，瘢痕会隐藏在耳后看不见（图16-3F）。

在这个区域使用肿胀液的好处是它能将水分分离，使耳后皮肤容易剥离。紧接着，耳后切口是耳垂插入点，该切口一直到高于耳后肌1 cm位置

（图16-3H）。

借助冷光牵开器，使用手术刀或整容剪刀剥离耳后皮肤（图16-3I、J），随后剥离耳前和耳后皮肤和连接处（图16-3K）。

在完成皮瓣剥离术后，用双极电凝进行严格止血。

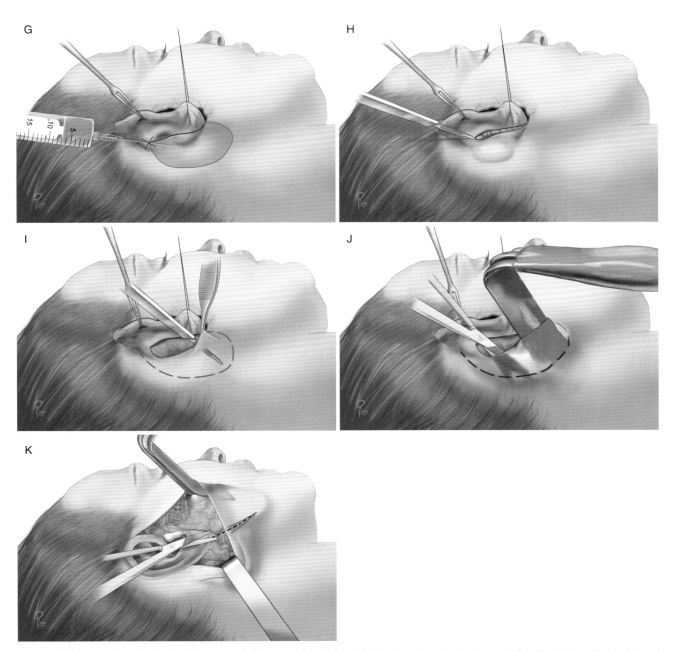

图16-3（续） G. 耳后区域的浸润麻醉；H. 耳后切口；I. 皮下剥离；J. 远端皮下剥离；K. 当耳后区域的皮肤剥离完成时，开始剥离脸颊

16.1.4 SMAS 成形术

下颌脊和鼻唇沟的松弛程度决定 SMAS 皮瓣的大小，为计算其大小，我们用镊子进行拉伸试验（图 16-4A）。

计算完皮瓣的宽度之后，设计一个斜舌形的下蒂 SMAS 瓣。位于耳垂前方约 1 cm 处翻转的 U 形皮瓣，斜向上朝向眼睑外边缘达颧弓，且平行于鼻唇沟（图 16-4B）。

为了方便剥离皮瓣，先用前所述的肿胀液浸润（图 16-4C）。浸润之后将皮瓣从头至尾剥离，向下直到下颌角下方 1 cm 或 2 cm，谨记一定要在腮腺表面，虽然可以清楚地看到腮腺，但在非必要情况下，不要打开腮腺筋膜（图 16-4D）。

用 4-0 可吸收缝合线连续缝合皮瓣供区（图 16-4E）。鼻唇沟和下颌骨边缘方向得到纠正。随后用

3-0 可吸收缝线在乳突区高度缝合几点（图 16-4F）。由于这种牵引的作用，颈部变得非常理想，下颌的角度也会很完美。

皮瓣缝合后，2~3 针将颈阔肌侧面缝合到胸锁乳突肌上（图 16-4G）。

16.1.5 皮肤闭合

在正确的方向上利用皮瓣的牵引力能计算出待切除的皮肤量，使用两个 Lahey 钳，一个固定在上耳前区，另一个固定在耳后。

将耳前部分轻轻向上和向外拉，以避免伤口上缘中有任何褶皱或多余部分，同时垂直向上移动耳后区域，确定一个可以让我们恰当调整皮肤的状态（图 16-5A）。

两个平行切口切开皮瓣，直至看到耳屏的上、下两个边缘。使用两个 U 形 3-0 Prolene 针将颊部皮

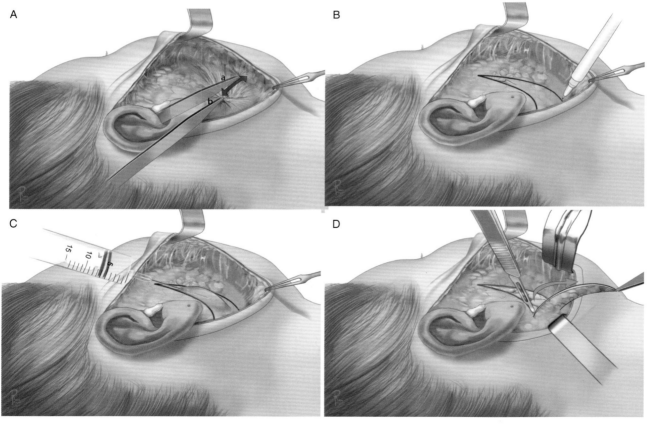

图 16-4　SMAS 成形术。A. 拉伸试验对计算皮瓣大小十分有用。"a"和"b"表示 SMAS 从一个点到另一个点的拉力测试，以评估 SMAS 能移动的量；B. SMAS 皮瓣的设计；C. 肿胀液的浸润；D. 提起皮瓣

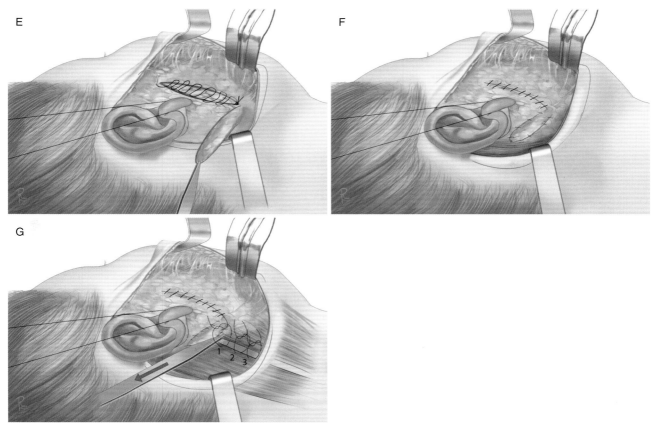

图 16-4（续） E. 闭合供区；F. SMAS 皮瓣在后上方向的移位并固定到乳突筋膜；G. 如图所示，可以用 2~4 条缝线进行额外的颈阔肌折叠术

瓣附着在固定结构——外耳道上（图 16-5C、D）。

外耳道中的这两针缝线在不发生耳道变形或变宽的情况下维持皮瓣的牵引力，避免将切口延长至颞区或发际线，并保证颈项部发际线或者鬓角线不改变。

随后切除耳屏上方和下方的多余皮肤，确保能完美对齐之前耳部的切口（图 16-5E）。

值得注意的是，切口到达耳垂之后，需要进行无张力切除。紧接着，沿着已设计好的耳垂部分切口切开，为了预防张力，在耳垂部进行皮下缝合，使其能够附着到深层面（图 16-5F）。

使用适度的牵引力将耳廓尽量向前弯曲，切除耳后皮肤，确保耳垂不折叠且保持平坦。将其切至位于后耳廓肌位置的切口上缘（图 16-5G），在切除区域，伤口边缘是不对称的，其在耳廓中比在耳后皮瓣创缘短得多。这种情况随后用缝线调整

（图 16-5H）。

在无褶皱地缝合耳垂背部（图 16-5I 中的区域 b）并延伸至耳甲水平，极为小心地将该区域收拢（图 16-5I），以便从伤口下侧获取更多的组织而不是从上侧边缘来调整。使用 4-0 快薇乔缝线（Vicryl rapide）做一个适度连续的小环形荷包缝合。值得注意的是，从耳甲上端进行适度的收拢操作非常重要，最好更多地从耳后皮肤获得组织而非耳廓本身，确保获得足够的组织并完成整个缝合。

在上端末部，有时需要将切口稍稍延长以矫正小猫耳，但是这种延伸限于耳后褶皱内。在 1 个月内不需要关注这个皱褶，它将完全消失（图 16-5J）。

当缝合前部时，重建一个特别好的耳屏尤为重要。因此，我们在操作中需非常小心。术中，首先

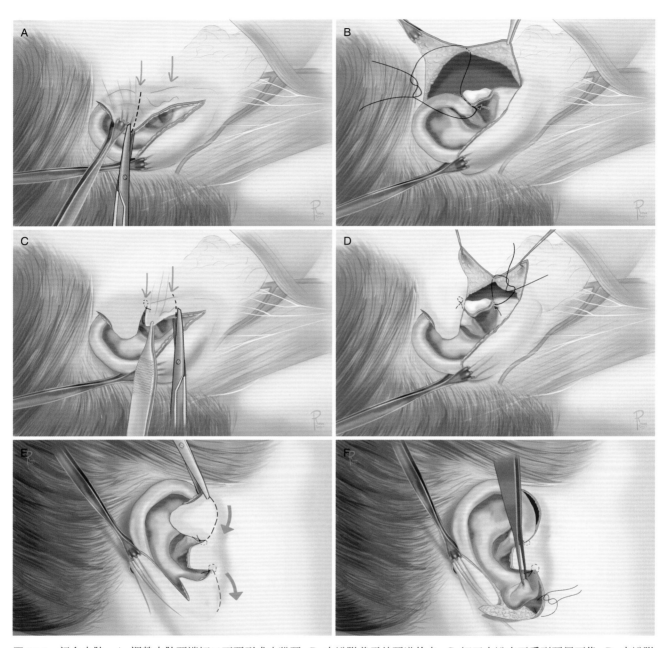

图 16-5　闭合皮肤。A. 调整皮肤两端切口不要形成小猫耳；B. 皮瓣附着于外耳道的点；C. 切开皮瓣直至看到耳屏下缘；D. 皮瓣附着于外耳道的第二点；E. 切除耳屏上方和下方的多余皮肤；F. 在耳垂部进行皮下缝合，以将其附着到深平面

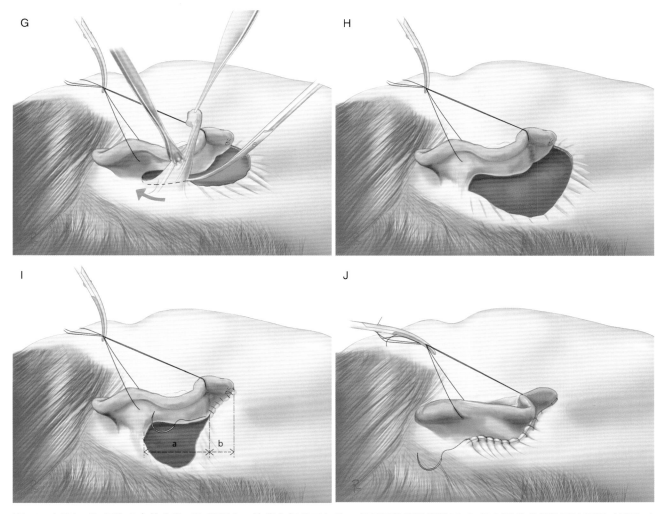

图 16-5（续） G. 切除多余的皮肤；H. 耳后伤口边缘之间的不匀称，必须用缝线进行矫正；I. 缝合耳垂背部并到达耳甲（区域 a）后，完成缝合同时皮肤起皱（区域 b）；J. 行耳后皮肤闭合术

在耳屏的前基部，切除几毫米深度，使皮肤分配弥散在如此小的前耳区，以掩饰提升手术的痕迹（图 16-5K）。随后，将耳屏处的皮肤外翻，去除脂肪，这可以调整皮肤更好地适合耳屏处缝合（图 16-5L）。

掏空耳前区域，使耳屏的皮肤变薄，使用没有张力的缝合线以及大量的组织来制造出令人满意的耳屏。两个耳屏轮廓需相同，形状上也不能太小。然后将皮肤缝合至耳屏（图 16-5M），完成耳前切口的缝合。使用 5-0 单丝尼龙线以连续或皮内方式进行缝合（图 16-5N）。

手术完成后，将脂肪移植到颧区，从而优化两侧面部对称性，修复面部凹陷，恢复面部轮廓[6]（图 16-5O）。应根据每个患者的需要，实施前面章节中描述的其他面部脂肪移植技术。

随后，使用 1 mm 钝头的套管，在整个剥离区域注射活化的富血小板血浆（PRP）（图 16-5P）。作者的经验是，除皱时的 PRP 的注射能够限制炎症发生，并在 24 小时减少瘀血和术后引流。

在适当的位置留下两个引流孔，但不抽吸。引流孔用头皮针，4 小时内不抽吸后将其闭合。同时，在第一个 24 小时内，应用弹力面颈部绷带，从颈部区域到耳用一层海绵、这种海绵具有保持组织活性并防止形成血肿的功能。

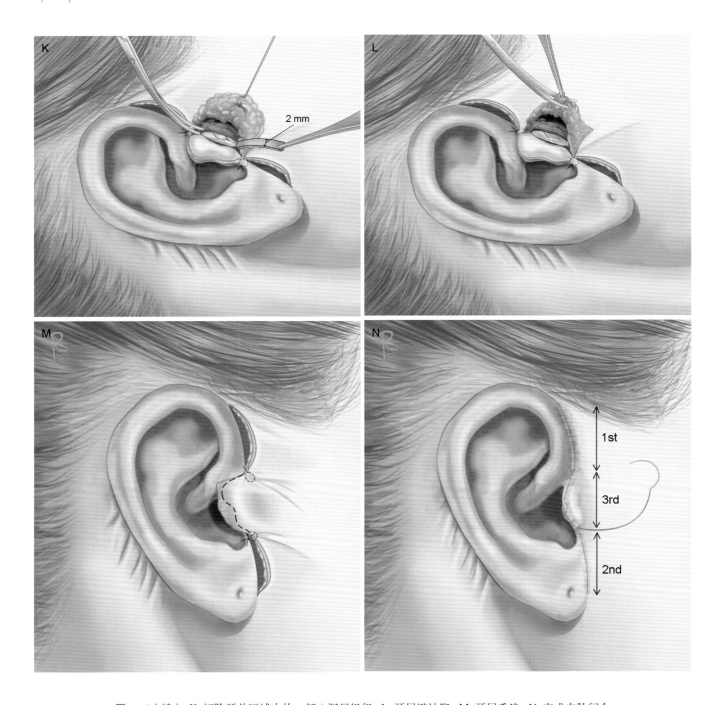

图 16-5（续） K. 切除耳前区域中的一部分深层组织；L. 耳屏瓣祛脂；M. 耳屏重建；N. 完成皮肤闭合

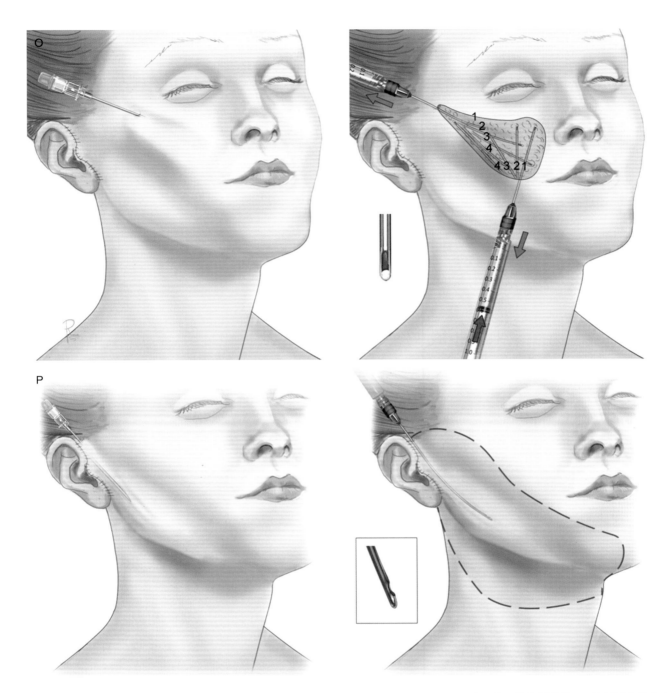

图 16-5（续） O. 行脂肪移植术以修复面部凹陷。"1~4"表示注射脂肪时进行多次穿过以产生交叉的注射效果；P. 注射活化的富血小板血浆

16.2 SMAS 折叠术

除了上述基于翻转 U 形 SMAS 皮瓣的技术之外，还有其他的微创手术。一个非常有用的技术就是 SMAS 折叠术[7]。

皮下剥离基本上与大多数微创的面部修复手术相同。在使用压力测试来确定折叠（或多个折襞）手术之后，在不剥离 SMAS 的情况下，将 SMAS 折叠并收拢缝合新的位置（图 16-6A、B）。

SMAS 折叠术快速、安全和易于操作，但它们可能导致折皱区域隆起（图 16-6C）。

以这种方式，我们不必剥离 SMAS，也没有面神经损伤的风险，仅需承担的风险就是会在折叠区域有一个小小的隆起。一些病例的操作流程如图所示（图 16-6D）。

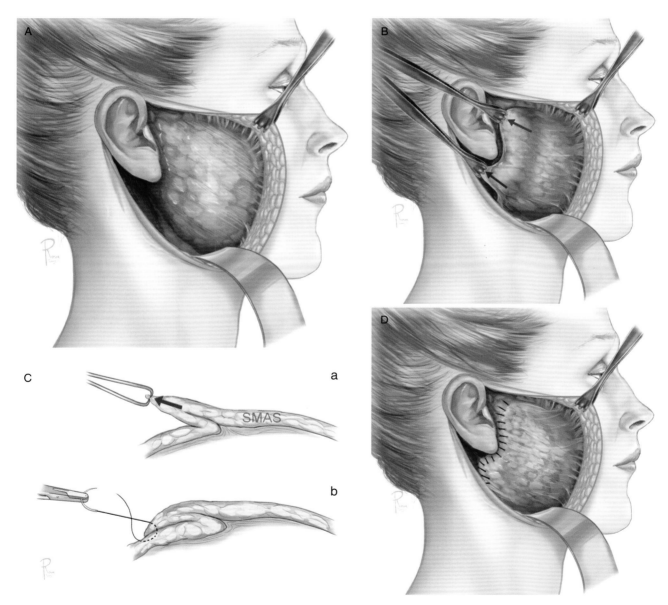

图 16-6 SMAS 折叠整容术。A. 皮下剥离与图 16.3 中解释的相似；B. 评估 SMAS 的新位置，箭头表示 SMAS 的牵引力的矢量方向或方向；C. 实施折叠："a"表示 SMAS 的折叠，"b"表示缝合到它的新位置；D. 实施一个或多个折叠。这是最常用的折叠术之一

16.3 SMAS 切除术

SMAS 切除术首先由 Baker[5, 8] 提出，包括从外边缘到下颌角行 SMAS 的椭圆形斜切除。然后，缝合缺损并纠正鼻唇沟。该手术的缺点是不能矫正颈部，且会在鬓角和发际线前留下切口（图 16-7）。

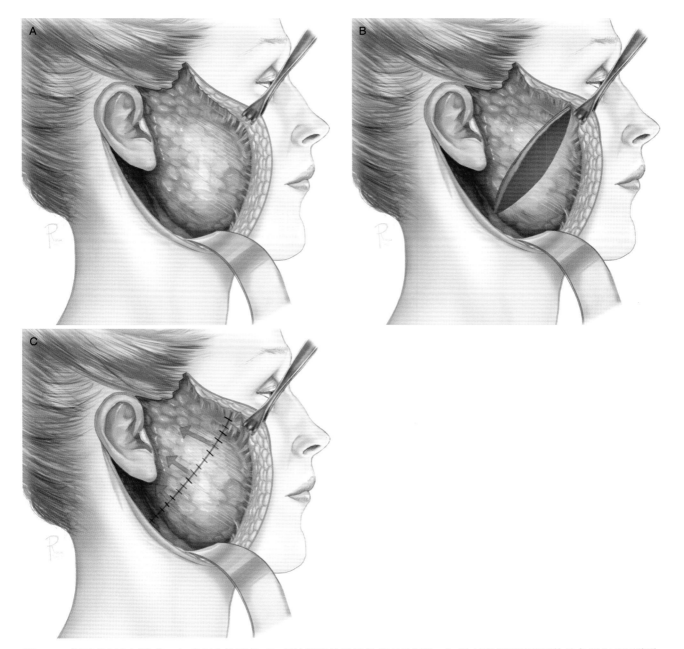

图 16-7　侧面 SMAS 切除术。A. SMAS 的剥离；B. 超过腮腺的椭圆状 SMAS 切除；C. 没有剥离深层平面的前方 SMAS 可移动，因此有血供和弹性，推进缝合到后侧的 SMAS 被支持韧带固定

16.4 微创颞深筋膜悬吊术（Minimal Access Cranial Suspension，MACS）

Tonnard 等[9] 描述了简单和扩展形式的 MACS 除皱术。

做从耳垂底部经耳前达鬓角下限的倒 L 形皮肤切口。在扩展术式中，切口延伸至颞部发际线的前缘。

皮肤的剥离仅限于皮下，其范围从颧弓上方 1 cm 至下颌角前方约 5 cm。使用 2-0 Prolene 线在表浅肌肉腱膜系统上进行两个 U 形荷包缝合，同时锚定到颞深筋膜（图 16-8）。

扩展形式的 MACS 除皱不仅延长了皮肤切口，而且扩展了对颊脂肪垫区的皮下潜行分离。这使颞深筋膜和颊脂垫之间进行第三个荷包缝合。

虽然我们不赞成耳前切口，但这种技术实现的效果非常令人满意。

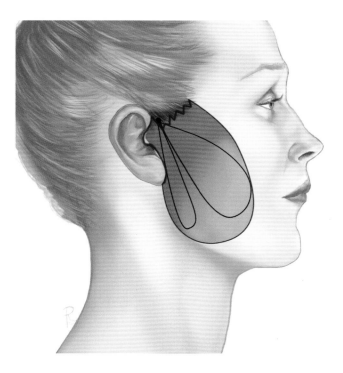

图 16-8 MACS 整容除皱

参·考·文·献

[1] Furnas DW. The retaining ligaments of the cheek. Plast Reconstr Surg. 1989;83:11–6.
[2] Mendelson B, Wong CH. Changes in the facial skeleton with aging: implications and clinical applications in facial rejuvenation. Aesthetic Plast Surg. 2012;36:753–60.
[3] Rohrich RJ, Pessa JE. The fat compartments of the face: anatomy and clinical implications for cosmetic surgery. Plast Reconstr Surg. 2007;119:2219–27. Discussion 2228–31.
[4] Serra-Renom JM, Diéguez JM, Yoon T. Inferiorly pedicled tongueshaped SMAS flap transposed to the mastoid to improve the nasolabial fold and jowls and enhance neck contouring during face-lift surgery. Plast Reconstr Surg. 2008;121:298–304.
[5] Baker DC. Lateral SMASectomy. Plast Reconstr Surg. 1997;100:509–13.
[6] Serra-Renom JM, Serra-Mestre JM. Periorbital rejuvenation to improve the negative vector with blepharoplasty and fat grafting in the malar area. Ophthal Plast Reconstr Surg. 2011;27:442–6.
[7] Baker DC. Lateral SMASectomy, plication and short scar facelifts: indications and techniques. Clin Plast Surg. 2008;35:533–50.
[8] Baker DC. Minimal incision rhytidectomy (short scar face lift) with lateral SMASectomy. Aesthet Surg J. 2001;21:68–79.
[9] Tonnard P, Verpaele A. The MACS-lift short scar rhytidectomy. Aesthet Surg J. 2007;27:188–98.

第3部分

临床病例
Clinical Cases

17
临床病例

Clinical Cases

本章通过几个进行过手术的患者病例，介绍其简要病史，以及关于前面章节中描述的一些纠正体积缺失或者精细修整浅表皱纹的面部脂肪移植技术。

17.1 临床病例 1

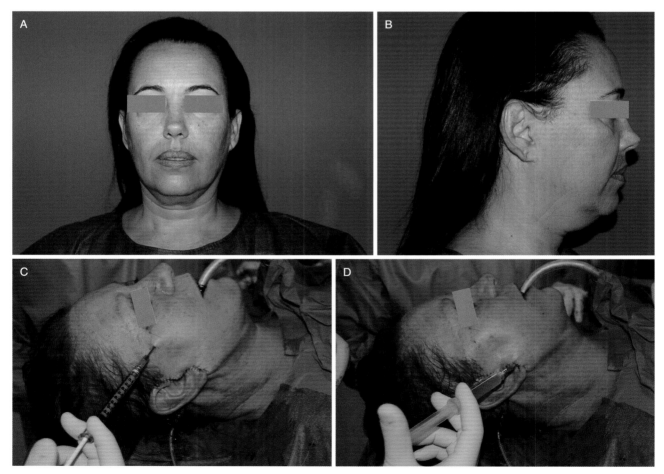

图 17-1　一位要求面部年轻化的 55 岁患者。A. 正位；B. 侧位；C. 在面部整容术后行面部脂肪移植；D. 在整个颈部剥离区域注射血小板

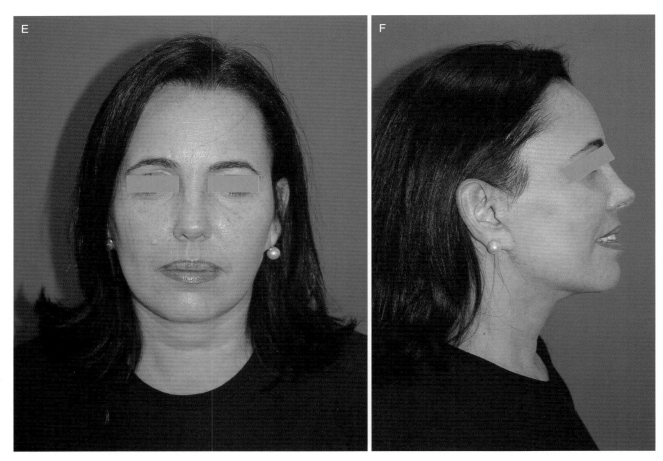

图 17-1（续） E. 术后 1 年正位；F. 术后 1 年侧位

17.2　临床病例 2

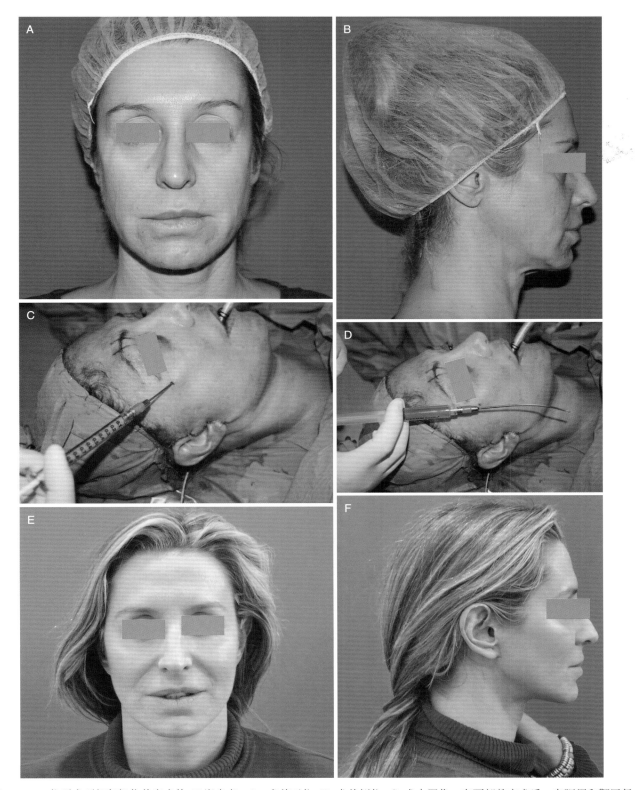

图 17-2　一位要求面部年轻化美容术的 45 岁患者。A．术前正位；B. 术前侧位；C. 术中图像。在面部整容术后，在眶周和颧区行使用微脂肪的脂肪移植术；D. 注射血小板；E. 术后 1 年正位；F. 术后 1 年侧位

17.3 临床病例 3

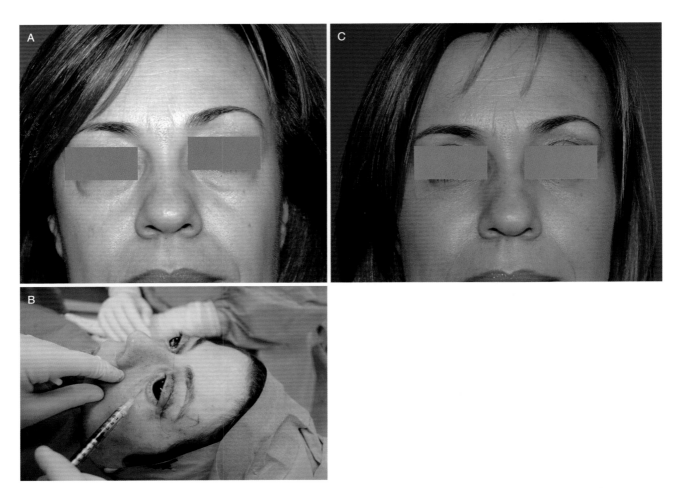

图 17-3　一位要求进行眶周年轻化手术的 60 岁患者。A. 术前图像显示上眼睑皮肤松弛，眼袋、泪槽和面部凹陷，并有颊脂肪垫下沉；B. 进行开放性上睑成形术，经眼结膜下眼睑成形术，以及泪槽和使用乳剂治疗下唇的脂肪移植术后的术后影像；C. 术后 1 年效果图

17.4 临床病例 4

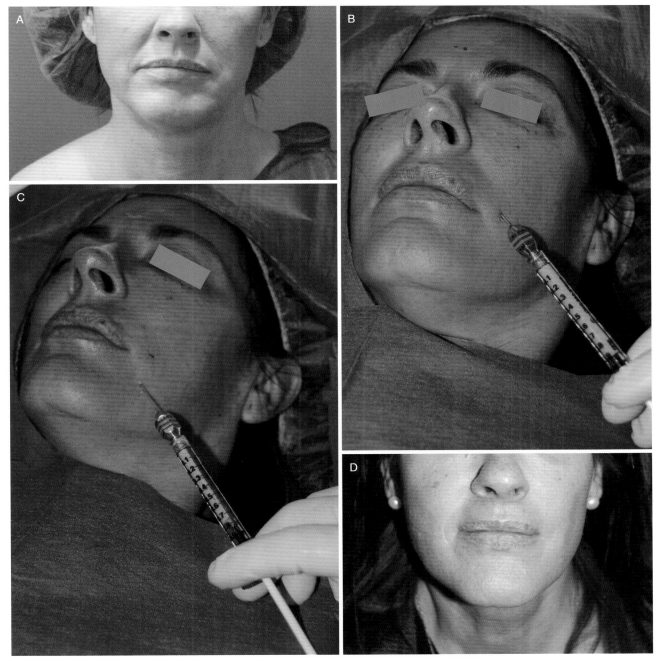

图 17-4 患者要求单纯使用脂肪移植实施面部年轻化。A. 术前正位；B. 在鼻唇沟注射微脂肪；C. 在木偶纹注射微脂肪；D. 在口周区进行脂肪移植 1 年后的效果图

17.5 临床病例 5

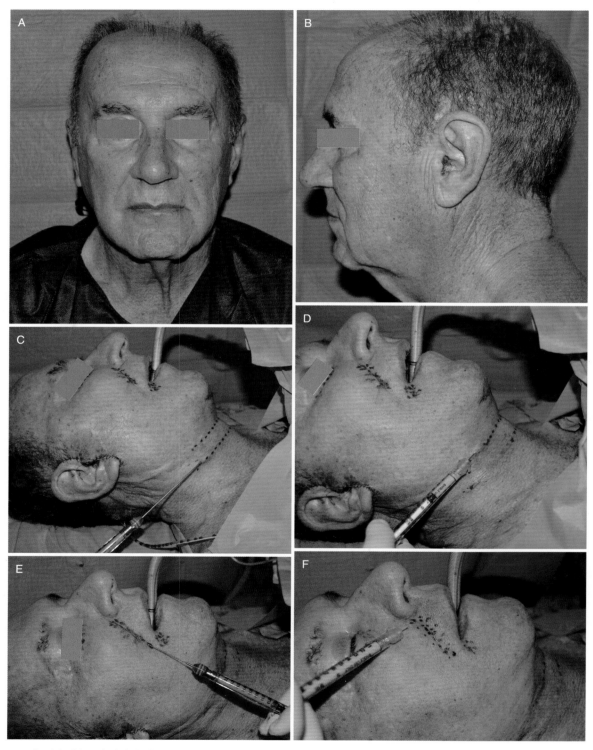

图 17-5 一位要求进行面部年轻化的 70 岁患者。A. 术前正位；B. 术前侧位；C. 脂肪移植中使用微脂肪修复颈部皱纹；D. 颈部皱纹的锐针皮内脂肪移植（SNIF）；E. 在鼻唇沟中注射微脂肪；F. 在鼻唇沟中进行 SNIF 垂直注射

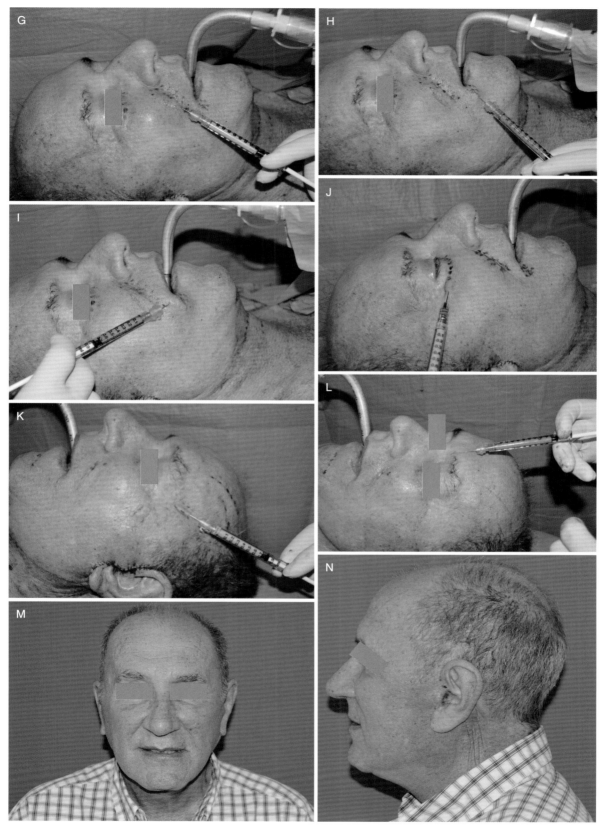

图 17-5（续） G. 额外行皮内注射 SNIF 以去除鼻唇沟皱纹；H. 进行 SNIF 移植填充木偶纹；I. 在木偶纹中进行 SNIF 垂直注射；J. 在眉毛中进行 SNIF 和注射微脂；K. 在鱼尾纹中进行 SNIF；L. 纠正眉间区域；M. 术后一年正位；N. 术后一年侧位

17.6 临床病例 6

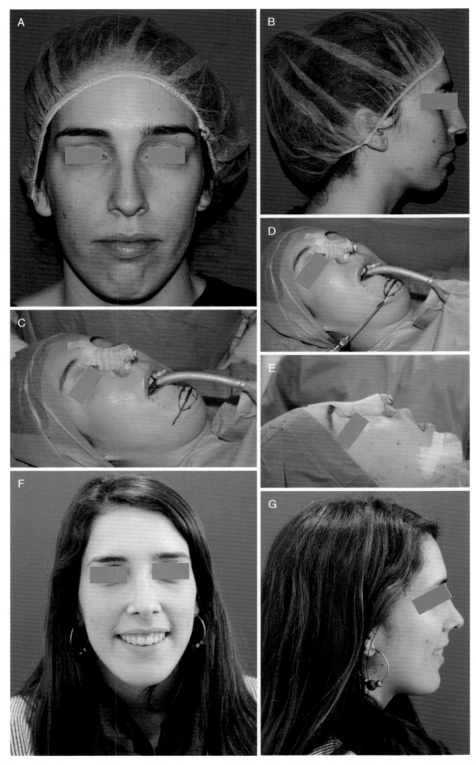

图 17-6　一位要求矫正鼻部的 20 岁患者。A. 术前正位；B. 术前侧位。剖面评估显示下颏发育不全；C. 鼻整形术已经完成。设计需进行脂肪移植术的下颏区域；D. 使用含有微脂肪的 Coleman 套管在下颏行脂肪移植；E. 在下颏中进行移植物的固定；F. 术后 1 年正位；G. 侧视图显示下颏水平上经脂肪移植后的完美效果

17.7 临床病例 7

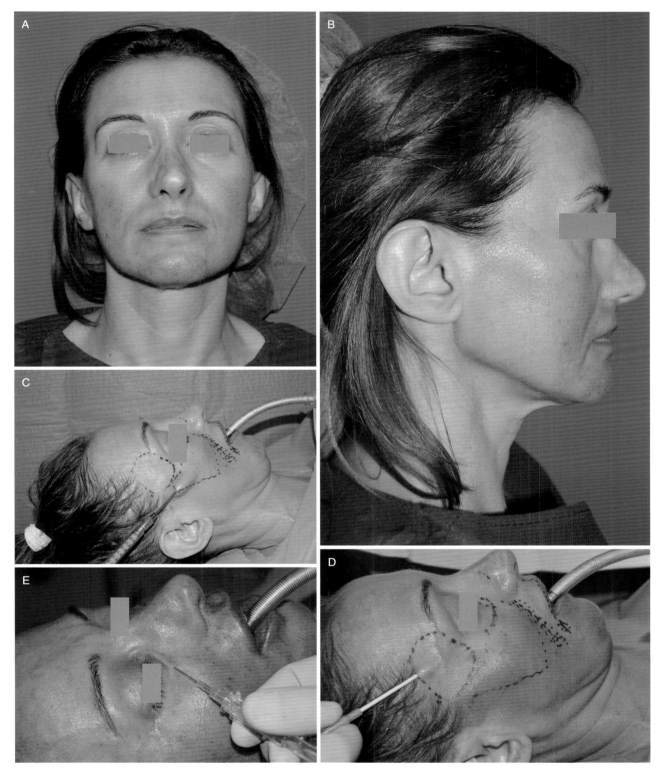

图 17-7　一位 39 岁的患者要求无创面部年轻化。在整个面部区域进行脂肪移植术。A. 术前正位；B. 术前侧位；C. 使用微脂肪在颧部区域进行脂肪移植；D. 在颞区的注射区域进行脂肪移植；E. Abbocath 16 插管（Hbbott Ireland Ltd.，Sligo，Ireland）引导泪槽的修复

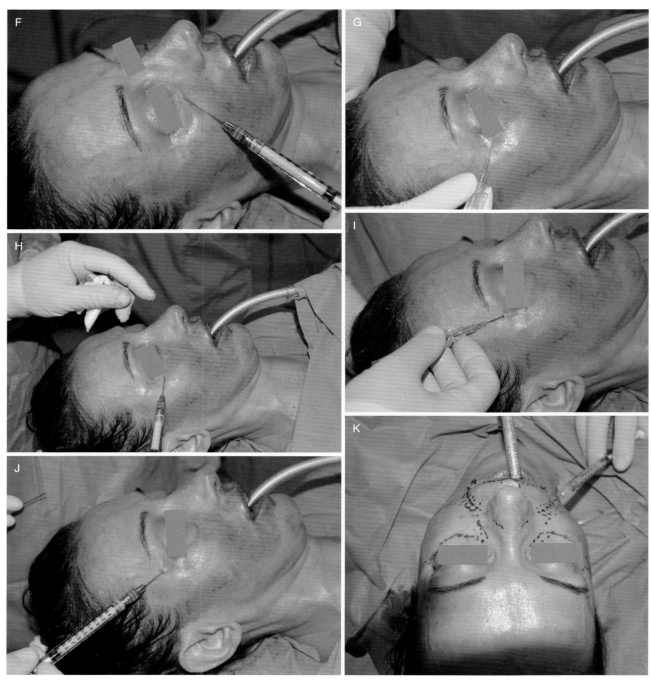

图 17-7（续） F. 使用套管修复泪槽；G. 使用 Abbocath 16 插管在下眼睑区域进行脂肪移植；H. 用套管在下眼睑区域进行微脂肪和乳剂的注射；I. 使用 Abbocath 制造入口，纠正眼角鱼尾纹和外缘；J. 用于填充眶外侧缘和鱼尾纹的套管；K. SNIF 用于鼻唇沟的纵向矫正

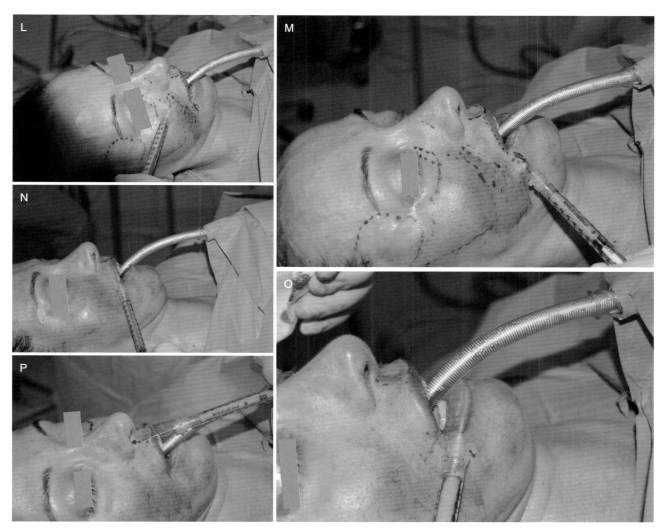

图 17-7（续） L. SNIF 用于鼻唇沟的垂直矫正；M. SNIF 用于木偶纹的纵向矫正；N. SNIF 用于上唇丘比特弓注射；O. SNIF 用于下唇的丘比特线；P. 使用微脂肪的 SNIF 矫正患侧人中嵴

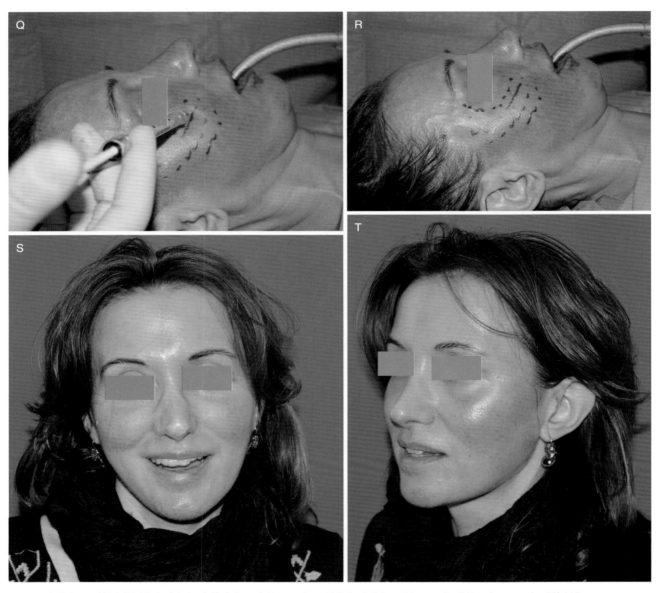

图 17-7（续） Q. 使用乳剂和血小板组合的中胚层疗法；R. 在干预结束时进行回顾；S. 1 年后的正位；T. 1 年后的斜位

17.8 临床病例 8

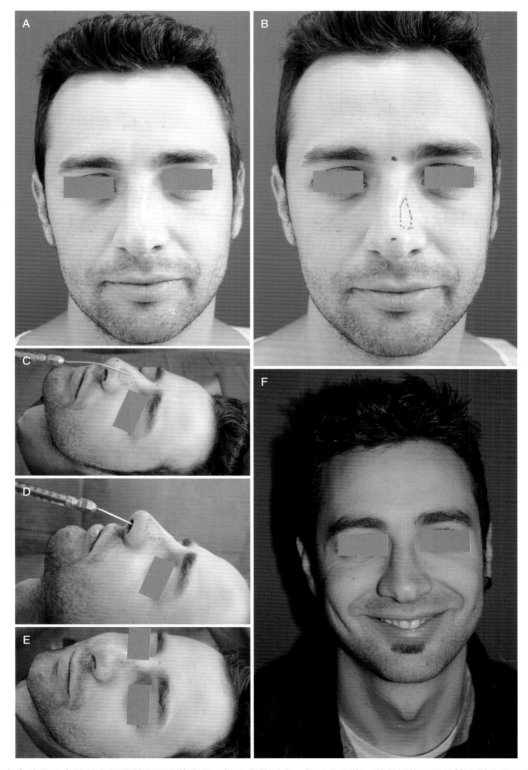

图 17-8 患有鼻外伤且鼻呈现左侧偏斜和凹陷的患者。拒绝鼻整形术，但寻求改善。在左侧的凹陷处填充微脂肪。A. 术前正位；B. 仔细设计脂肪移植区域；C. 使用钝头套管向下注入微脂，注意不要刺穿鼻背的皮肤；D. 通过鼻翼皱襞和插管端部的边缘定位来插入插管并实施脂肪移植；E. 脂肪移植后立即进行术后观察；F. 术后 1 年的效果